新現代精神医学文庫

# 解離性障害

福岡大学医学部
精神医学教室教授
編著 西村 良二

国立精神・神経センター
武蔵病院院長
監修 樋口 輝彦

株式会社 新興医学出版社

## 監修

樋口 輝彦　　国立精神・神経センター 武蔵病院

## 編集

西村 良二　　福岡大学医学部 精神医学教室

## 執筆（執筆順）

西村 良二　　福岡大学医学部 精神医学教室
梅末 正裕　　九州大学大学院医学研究院 精神病態医学，
　　　　　　　朝倉記念病院
尾籠 晃司　　福岡大学医学部 精神医学教室
矢野 里佳　　福岡大学医学部 精神医学教室
竹内 今日生　福岡大学医学部 精神医学教室
河野 耕三　　河野医院
髙田 千華　　福岡大学医学部 精神医学教室
松尾 信一郎　九州大学大学院医学研究院 精神病態医学
永井 宏　　　福岡大学医学部 精神医学教室
浦島 創　　　福岡大学医学部 精神医学教室
樽味 伸　　　九州大学大学院医学研究院 精神病態医学
平川 清人　　福岡大学医学部 精神医学教室
藤内 栄太　　福岡大学医学部 精神医学教室

# 序

　解離性障害は増えてきているのだろうか。解離症状の基本的な精神力動は，「逃避」であるから，ストレス社会から逃げ出したい人たちが増えてきているのは確かもしれない。20年ほど前，ある航空会社のCMソングに「♪飛んで，飛んで，飛んで（飛んで，を11回言って），回って，回るぅぅぅ♪」というのがあった。飛行機で飛んで，できるだけ遠く，グアムやタヒチ，ギリシアに，海外に逃げましょうよ，ということであろう。解離とは，その場にいて，しかも，自分から逃げることができる方法といえるかもしれない。

　一方，マスメディアの影響も無視できない。解離症状は，不思議でありドラマティックでもあるので小説やテレビ，映画ではお気に入りのテーマである。TVのドラマや映画で多重人格や全生活史健忘の美しいが悲しいヒロインが登場すると，同じような症状や問題を訴えて受診する人が増えるのである。ほかの精神的病態にあった人が途中から全生活史健忘になったり，多重人格になったりする。とくに思春期の患者や自分自身のアイデンティティの確立が課題となっている患者の場合，気をつけなければならない。

　解離性障害は1992年のICD-10において登場したことは周知のことであろう。しかし，解離症状そのものは転換症状とともに，従来はヒステリーの主要な症状とされていたものである。児童・思春期の臨床を実践していると，100年以上も前，Freud, S が「ヒステリー研究」のなかで述べたような多彩な症状に遭遇することは少なくない。そして，臨床の現場では，発症の精神力動，家族内の力動，中心的葛藤などの理解は，治療アプローチのために大変に役に立つ。臨床家にとっては，ICDやDSMの概念については批判的な受け入れが必要に思われる。

　さて，本書では，解離の定義や，解離の概念の歴史に始まり，解離性健忘，フーグ，離人症，解離性同一性障害，トランスなどについて述べるだけでなく，解離性障害の心理検査，解離の生物学的仮説，併存症，司法精神医学上の問題

などについても述べている．このような構成になっているので，本書が解離性障害についての読者の理解を深め，日々の臨床にそれを活かすことにつながればと願っている．

　なお，本書の刊行にあたっては，福岡大学精神医学教室の藤内　栄太講師をはじめ，多くの先生方のご協力があった．お礼を申し上げたい．

2006年8月　　　　　　　　　　　　　　　　　　　　　　　　　西村　良二

# 目　次

## I. 解離性障害序説 ……………………………………………… 1
　A．解離の定義と機能 ……………………………………… 2
　B．概念の歴史的変遷 ……………………………………… 3
　C．解離と抑圧 ……………………………………………… 5
　D．DSM と ICD の違いについて ………………………… 6
　E．心的外傷と最近の認識 ………………………………… 8

## II. 解離性障害の概念史 ………………………………………… 13
　A．ヒステリーの歴史 ……………………………………… 14
　B．ICD-10 における解離性（転換性）障害 ……………… 17
　まとめ ………………………………………………………… 19

## III. 解離のモデルとメカニズム ………………………………… 21
　A．解離と記憶システム …………………………………… 22
　B．解離の生物学的メカニズム仮説 ……………………… 23
　C．解離と心的外傷（トラウマ） ………………………… 25
　D．解離における共通性（一般性）と文化による差 …… 26
　E．画像所見を含む生物学的所見 ………………………… 28
　F．解離メカニズムの解明の今後 ………………………… 31

## IV. 解離性障害の臨床評価 ……………………………………… 35
　A．面接による評価方法 …………………………………… 36
　B．質問紙，評価尺度による評価方法 …………………… 37
　C．心理検査による評価方法 ……………………………… 41

## Ⅴ. 解離性障害と司法精神医学

- A．心的外傷体験がその後の子どもの発達に与える影響 ……51
- B．解離性同一性障害と犯罪—蘇った記憶と偽りの記憶 ……52
- C．外傷と記憶に関する生物学的研究 ……54
- まとめ ……54

## Ⅵ. 急性ストレス反応（Acute Stress Disorder）
## 〜心的外傷と解離を中心に〜 ……57

- A．急性ストレスとは ……57
- B．力動的な理解 ……58
- C．生物学的な理解 ……60
- D．治療 ……60
- まとめ ……62

## Ⅶ. 解離性健忘（Dissociative Amnesia） ……65

- A．定義 ……65
- B．歴史 ……66
- C．疫学 ……68
- D．症状と経過 ……68
- E．診断と鑑別診断 ……70
- F．治療 ……71
- G．症例 ……72

## Ⅷ. 解離性遁走（Dissociative fugue）
## ―プライマリーケア医のための診断ガイドライン― ……75

- A．疫学 ……75
- B．症例 ……76
- C．診断と分類 ……78
- D．鑑別診断 ……83

E．治療 …………………………………………………84
　　まとめ …………………………………………………85

## Ⅸ．離人症性障害（Depersonalization Disorder）……87
　　A．定義 …………………………………………………87
　　B．歴史 …………………………………………………89
　　C．疫学 …………………………………………………90
　　D．症状と経過 …………………………………………90
　　E．症例 …………………………………………………92
　　F．診断と鑑別診断 ……………………………………93
　　G．治療 …………………………………………………94

## Ⅹ．解離性同一性障害（Dissociative Identity Disorder）…97
　　A．概念 …………………………………………………97
　　B．歴史 …………………………………………………97
　　C．診断基準 ……………………………………………99
　　D．疫学 ………………………………………………101
　　E．病院 ………………………………………………101
　　F．症状 ………………………………………………102
　　G．診断 ………………………………………………104
　　H．治療 ………………………………………………106
　　Ⅰ．症例 ………………………………………………113
　　まとめ ………………………………………………118

## Ⅺ．トランスおよび憑依障害 ……………………………121
　　A．概念 ………………………………………………121
　　B．診断 ………………………………………………121
　　C．分類 ………………………………………………122
　　D．治療 ………………………………………………123
　　E．文化的・宗教的コンテクスト ……………………124

F．文化の境界へ ……………………………………………………126

## XII．児童・思春期の解離性障害 ………………………………………129
　　A．概念 ………………………………………………………………129
　　B．児童思春期の子どもの診察 ……………………………………130
　　C．診断および鑑別診断 ……………………………………………132
　　D．成因・病態 ………………………………………………………133
　　E．臨床的分類 ………………………………………………………135
　　F．治療 ………………………………………………………………137
　　G．予後 ………………………………………………………………141
　　H．症例 ………………………………………………………………142
　　まとめ …………………………………………………………………143

## XIII．解離性障害の併存症（Comorbidity）……………………………147
　　A．境界性パーソナリティ障害（BPD）……………………………147
　　B．自殺 ………………………………………………………………151
　　C．その他の障害（身体化障害，物質依存）………………………152
　　D．解離性同一性障害（DID）の併存症 …………………………152
　　まとめ …………………………………………………………………153

## XIV．終わりにあたって …………………………………………………157
　　A．解離の定義―DSM の批判的活用― …………………………157
　　B．解離性障害は増えているのか …………………………………158
　　C．解離の生物学―病的解離のモデルを求めて― ………………159
　　D．外傷，虐待との関連―発達の構造― …………………………159

索引 ………………………………………………………………………161

# I．解離性障害序説

　一過性の軽い解離は，日常生活のなかでも，ひどい緊張や不安からまぬがれるためによく使われている。人は突然の不安にボーッとしたり，仰天したりする。あたかも夢の中を歩いているかのように，もしくは，もう一つ別の世界のなかを歩いているかのように振舞うこともある。ひどく夢中になっているように見え，周りの人々は「いつもの彼ではない」と言うかもしれない。また，彼は今起こった事故について何も憶い出すことができない。その後まもなくして，事故をかなり正確に説明して，実は，その事故の間，十分に覚醒していたことを示すだろう。さらに，つかのまの非現実感や離人症のエピソードはしばしば経験するものである。たとえば，悪い知らせを聞いたときなど，すべてが突然に違って不思議に見えたり，自分自身が非現実的に感じられ，見たり聞いたりしているのは，実際には自分ではないような気がしたりする。解離性遁走（フーグ）でさえ，OLやサラリーマンが休暇をとってできるだけ遠くに，バリ島やタヒチに出かけて，毎日の生活から逃避することと同じかもしれない。その目的は，いわば逃げることであり，すべてを忘れることといえよう。しかし，OLやサラリーマンは毎日の生活から離れている間，すべてを忘れられているわけではなく，また戻ってくると，自分の休暇のすべてを話すことができる。しかし，解離性遁走に逃げる人は，遁走の間すべてを忘れることができる。そして遁走から抜け出したときも，遁走の間に起こったことについては何も覚えていない。解離性遁走の目的はまさしく逃げて，忘れることなのである。
　こういう解離性障害における解離と正常な解離には連続性があると考えられている。すなわち，一時的な急場しのぎの軽い解離という方法が，あまりにも長く続き，もしくは個人のコントロールをはるかに超えるときには，解離は異常となる[16, 24)]。そして，はなはだしい解離性健忘は，人を，その人自身の過去から切り離す。
　ここでは，解離の概念を歴史的変遷にも触れながら，解離性障害について紹

介したい。

## A. 解離の定義と機能

　解離性障害とは，かつて Freud によって解離性ヒステリーと概念化されていたものである。しかし，国際的な精神科疾病分類である ICD や DSM にはヒステリーの用語は出ていない[1, 25]。これはヒステリーが消滅したというわけではない。むしろ増加しているという報告さえある。

　岡野によれば，解離とは，「私たちが物事を体験する時，その体験はいくつかの側面を含む。それらは過去に起きたことの記憶との照合，その体験をもっている自分のアイデンティティの感覚，その時感じている身体感覚，視覚，聴覚などの感覚的な情報，そして自分の体の運動をコントロールしているという感覚などである。解離状態では，体験のもつそれらの側面が統合を失い，その一部が意識化されなかったり，失われたりしている状態である」と定義している。臨床的にいえば，心的外傷や解決困難な葛藤にさらされた場合に，それにまつわる観念や情動ないしは記憶を，関与しない精神の部分から切り離してしまって防衛する無意識的機制のために生じる障害といえよう。一つの統一された自己という感覚が障害され，自分の同一性に関する重要な記憶が突然に失われたり，家庭や職場から突然，予期せぬ放浪に出，過去を追想できず，新しい人格を身につけて新しい土地で生活したり，二つ以上の人格が交替したりするなどの症状を呈する精神疾患である。

　解離に適応的な点があるとすれば，自我の全範囲を狭めることによって，すなわち，ある自我機能を削除することによって自我の統合性全体を何とか保護しようとする試みがなされているということであろう。すなわち，解離の機能は，受け入れがたい心的外傷や葛藤を切り離すために解離反応が生じるのである。

　さて，ICD-10 での確定診断については，引き続く章において，ICD の F44.- の診断基準があげられているが，(a) F44.- の個々の障害を特定する臨床像が

あること。(b) 症状を説明する身体的障害の証拠がないこと。(c) ストレスの多い出来事や問題，あるいは障害された対人関係と時期的に明らかに関連する心理的原因の証拠（たとえ患者によって否定されても），と記述されている[25]。ICD-10とDSM-Ⅳについては後述する。

## B．概念の歴史的変遷

　フランスの著名な神経学者Charcotは，解離状態に興味を抱き，このような状態が催眠の暗示によって惹起されたり消失したりすることを発見している[4]。Charcotは，解離そのものは病理的なものだと考えた。
　フランスの心理学者であり臨床家であったJanetは，解離とは，ある精神内容を切り離すことを意味するとした[9]。彼はヒステリーを当人の「統合の病気」と考え，純粋に心理学的な過程として描いたのである。Janetは，人格という一つの心理学的システム概念を仮定し，周囲の状況とのかかわりの中で体験されること，すなわち，観念，イメージ，感情，運動や諸現象はその人格に結び付けられているとした。この人格的認知のことをJanetは意識の視野と呼び，意識の視野とは，各瞬間ごとにその人格に結びつく個々の単純な現象の総数とした。この（人格の）意識の視野は，外傷などにより心的緊張の一部が低下すると，その視野が狭まって，それまで人格に結び付けられていた観念や機能の諸現象などが解離し，さらに解き放たれたさまざまの心的現象が観念体系を形成していって，それらが独立して発展してヒステリー現象に至ると考えた。その結果として，残された他方の人格的意識全体のほうから眺めると，一種の空白が生じ，それが健忘として体験されるというわけである。
　Janetは，さまざまの精神科疾患を心理的力と心理的緊張との間の平衡の喪失として論じているが，心理的力とは，心理的作業のための純粋なエネルギー概念であるとした。心的緊張は，心を低次の活動と高次の活動を営む階層性のものととらえ，どのレベルに活動が保たれているのかをいう概念であると述べている（『心理的自動症』）。

Janetのモデルは，予期しない情動体験をしたり，外傷的な体験をしたりすると，保有していた心理的力の消耗を引き起こし，意識の視野が狭窄することによって，体験の一部が切り捨てられ，意識の解離が生じ，低層の精神活動に陥り，統合の失調は意識下固定観念を生み，それがヒステリー症状へと導くとした。Janetは，ヒステリーの解離の側面にまず着目し，その考察を敷衍し，失声，麻痺などのいわゆる転換症状についても，これを機能の解離もしくは部分的自動症として解離と同じ視点からとらえている。Janetはおそらく，心理的外傷を解離の主な原因と述べた最初の人であろう。

　CharcotとJanetの二人の業績は，実は，その後に登場するFreudの精神分析の隆盛によって，その重要性が過小評価されてしまった。もし，CharcotとJanetの仕事が高く評価されていたら，解離性障害は，もっと研究されていたかもしれない。

　さて，Freudは，Charcotから催眠を学び，解離の現象を探求し始めた。そして当初，Janetと同じく外傷性の出来事を重要視した[6]。症状形成の中心として痛ましい記憶の痕跡を重視していたのである。しかし，後年，精神病理学の一般理論を発展させる努力のなかで，Freudは現実の外傷的出来事の痛ましい記憶よりも発達過程で生じる心理的葛藤（性欲，攻撃性）をめぐる空想に関心を抱くようになり，外傷理論を放棄したのである[7]。Freudは，解離現象よりもむしろ転換ヒステリーへとその関心の力点を移し，意識の分割という考え方から離れていき，抑圧という考え方を導くのである[23]。これは，Freudが強迫神経症や統合失調症のような他の精神疾患を研究するようになったことも関係していると思われる。

　こうして，防衛としての解離へのFreudの関心は弱まり，精神疾患の外傷理論から離れていった。外傷を受けたという患者の体験よりは，患者自身がもつ性的欲動や攻撃的欲動が生んだ空想を重んじる立場へ移ったのである。それは，患者の内的体験の内容を重視するといった精神分析の発展につながり，20世紀の精神医学界に大きな影響力をもったのである。一方，解離とトラウマとの関連についての討論は，Janet以降，精神分析の興隆の陰に隠れてしまったといえよう[22]。

# C. 解離と抑圧

　抑圧も解離も同じく，通常の意識内容から，ある一定の体験の記憶ないしは，それに関連した思考が切り離された状態という[15]。しかしながら，解離は，外傷ないしは予期せぬ体験のために，一時的に心の平衡が壊れ，精神の解体が生じ，もとに戻るまでの間，それまで互いにまとまりを持っていた体験の諸側面の間に分離が生じた状態と考えられている。これに対し，一方，抑圧については，もともとの性的欲動や攻撃的欲動という人間のもつ生の本能が葛藤を引き起こし，自我の働きによりそれらの内容が無意識に追いやられるという防衛機序とみなされている。

　Hilgardは，Janet流の心理学と精神病理学の関心をよみがえらせ，ネオ解離理論を提唱した[8]。彼は，抑圧による障壁を水平のものとしてとらえ，解離の障壁を垂直のものとして見た。そして，抑圧の特徴は，一定の内容が内省によっては意識にあらわれない（変形をうけて，象徴的に症状や失策行為としてあらわれる）。一方，解離は，ふつうに意識されている心の内容とは別のところにパッケージされた意識といえるものであり，催眠などの方法により異なった意識状態に入れば，それまでは意識化できなかった内容が意識にあらわれるとした[15]。

表1　解離と抑圧の違い（Maldonado, J.R., Spiegel, D, 2003）[12]

|  | 解離 | 抑圧 |
|---|---|---|
| 組織化された構造 | 水平性 | 垂直性 |
| バリア | 健忘 | 力動的な葛藤 |
| 病因 | トラウマ | 受け入れがたい願望に関する発達上の葛藤 |
| 内容 | 変形されていない；外傷的な記憶 | 変装した一次過程；夢，失策行為 |
| 接近の方法 | 催眠 | 解釈 |
| 精神療法 | アクセス，コントロール，外傷性記憶のワークスルー | 解釈，転移 |

力動的な無意識理論モデルでは，抑圧された記憶は，無意識の深みから引き上げられるとき，変形の過程を経験するとしている。しかし，Hilgardの解離モデルでは，さまざまに払拭された記憶へ即座にアクセスができるとした。ただし，ここで注意しなければならないことは，現代の精神医学では解離を必ずしも病的な現象とはみなさず，むしろ個人が破局的な体験を乗り越えるための防衛機序として認識されていることである。

## D. DSMとICDの違いについて
### （DSM-ⅣとICD-10の解離性障害の分類）

　Freudはヒステリー研究において解離という用語を用いたが，DSM-ⅣおよびICD-10などの精神科国際診断分類では，いわゆるヒステリーの取り扱いが大きく変化してきている[1,25]。ICD-10では，「"ヒステリー"という言葉は，数多くのさまざまな意味をもつために，現在では可能な限り使用を避けることが最良であると思われる」と記されている。ICDやDSMなどの国際疾病分類では，無意識的な動機や二次的利得のような，何か一つの特別の理論から得られた概念は診断のためのガイドラインや基準には含まれないとしているのである。

　現在の精神医学は，脳機能への学問的関心が隆盛を示す一方で，神経学的な病理もしくは脳生理学的な病理からはみ出るものが，症候的研究によってひとつの疾患としてまとめられ，明らかになるべき器質的な病変の発見を待つという状況にある。

　さて，近年までは，精神医学界での精神分析の影響力は強く，ヒステリーの身体症状を転換という機序でFreudは説明していたので，神経症の疾病分類では，ヒステリー神経症の概念が継承され，転換ヒステリーと解離ヒステリーとに分類されてきた。すなわち，1952年のアメリカ精神医学会（APA）の精神障害の診断・統計マニュアル第1版（DSM-Ⅰ）では，転換反応と解離反応が記載されている。1968年のDSM-Ⅱでは，この二つの反応がヒステリー性神

表2　DSM-ⅣとICD-10の解離性障害の分類

| DSM-Ⅳ | | ICD-10 | |
|---|---|---|---|
| 300.12 | 解離性健忘 | F44.0 | 解離性健忘 |
| 300.13 | 解離性とん走 | F44.1 | 解離性遁走 |
| 300.15 | 特定不能の解離性障害 | F44.2 | 解離性昏迷 |
| | | F44.3 | トランスおよび憑依障害 |
| 300.11 | 転換性障害（身体表現性障害に含まれている） | F44.4 | 解離性運動障害 |
| | | F44.5 | 解離性けいれん |
| | | F44.6 | 解離性知覚麻痺および知覚脱失 |
| | | F44.7 | 混合性解離性（転換性）障害 |
| | | F44.8 | 他の解離性（転換性）障害 |
| 300.15 | 特定不能の解離性障害 | F44.80 | ガンザー症候群 |
| 300.14 | 解離性同一性障害 | F44.81 | 多重人格障害 |
| | | F44.82 | 小児期あるいは青年期に見られる一過性解離性（転換性）障害 |
| 300.15 | 特定不能の解離性障害 | F44.88 | 他の特定の解離性（転換性）障害 心因性錯乱 心因性もうろう状態 |
| 300.6 | 離人症性障害 | F48.1 | 離人・現実感喪失症候群 |
| 300.15 | 特定不能の解離性障害 | F44.9 | 解離性（転換性）障害，特定不能のもの |
| 308.3 | 急性ストレス障害 | F43.0 | 急性ストレス反応 |

経症として掲げられ，下位分類として転換型，解離型に分けられている。とこ
ろが，1980年のDSM-Ⅲでは抜本的な改訂がおこなわれ，狭義の解離症状を
呈する精神障害は解離性障害という新しい臨床単位のカテゴリーでまとめられ
た。1994年のDSM-Ⅳにも同様に解離性障害が分類されている。DSMでは，
解離を「意識，記憶，同一性，あるいは環境の知覚という日頃は統合されてい

る機能の混乱」としている。DSMは現象論の立場から転換症状を転換性障害として解離性障害からはずし、身体表現性障害に移している。

一方、1992年の世界保健機構（WHO）の国際疾病分類第10改訂版（ICD-10）では、解離とは、「自分自身の同一性、過去の記憶、直接的感覚、身体運動などの間の正常な統合が、部分的にあるいは完全に失われている状態」と定義されている。この分類では、転換症状も解離性（転換性）障害に含まれており、たとえば、失立・失歩や失声は運動機能の解離として理解され、解離性運動性障害の病名が与えられている。この点は、ICD-10の立場は、Janetの解離の考えを踏襲しているように思える[14]。

また、離人症性障害は、DSM-Ⅳでは、解離性障害に含まれているが、ICD-10では別個のカテゴリーとして取り扱われている。

## E. 心的外傷と最近の認識

現代の解離性障害の理解における重要な発展は、外傷（トラウマ）と解離とのつながりの探求にあるといっても過言ではない[3,5,10,11,19〜21]。第二次世界大戦頃から、解離性障害は主としてトラウマとのかかわりが関心を集めるようになってきた。すなわち、第二次世界大戦中と、その戦後、二つの現象が登場したのである。一つは、戦闘員の間でフーグや健忘のような解離症状が高頻度で発生したことである。もう一つは、収容所体験者に頻繁にみられる外傷性神経症である。ベトナム戦争後は、ベトナム戦争退役軍人の間でPTSD（外傷後ストレス障害）が精神医学的に注目された。そして1970年代、児童の性的虐待についての関心と結び付けられ、多重人格（解離性同一性障害）の関連が注目されるようになった。多様な外傷に暴露された子どもたちは解離性の防衛機序を多く使う傾向が指摘されている。子ども時代の身体的・性的虐待のヒストリーと解離症状の発達との間の関連を示唆する論文も増加してきている[18]。長年にわたる児童虐待、監禁などの被害者、レイプを含む激しい暴力の被害者などには、PTSD（外傷後ストレス障害）だけでなく、離人、健忘などの解離症状、

解離性障害が観察されることが報告されている[17]。Briereは,自然災害や人為的な出来事,事件による外傷的な出来事の苦痛に対する防衛としての解離を論じている[2]。外傷的な出来事により惹起される強烈な恐怖を切り離し,距離をとるために解離症状が出現するのである。さらに,境界性パーソナリティ障害や自己愛性パーソナリティ障害との解離性障害の併存も議論されるようになってきている。

　こうして振り返ってみると,解離性障害の診断分類の最近の動向は,外傷後ストレス障害研究の進歩とともに,さまざまな神経症性障害やパーソナリティ障害を見直すことによって生じていると言っても過言ではないだろう[13]。

## 文　献

1 ) American Psychiatric Associatiuon : Diagnostic and Statistical Manual of Mental Disorders (4th Edition). American Psychiatric Association, Washington DC, 1994
2 ) Briere,J. : Child Abuse? Trauma, theory and treatment of the lasting effects. Sage, thousand Oaks, CA, 1992.
3 ) Bremner, J.D., Brett, E. : Trauma-related dissociative and long-term psychopathology in posttraumatic stress disorder.J Trauma Stress 10 : 37-49, 1997.
4 ) Charcot, J.M. : Lecon sur les maladies du systeme nerveux. Lecrosnier et Babe. Paris, 1890.
5 ) Erikson, N.G., Lundin, T. : Early traumatic stress reactions among Swedish survivors of the Estonia disaster. Br J Psychiatry 169 : 713-716, 1996.
6 ) Freud, S. : Die Abwehr-Neuropsychosen. GW1, 1894. (井村恒郎,訳：防衛―神経精神病. 著作集Ⅵ,人文書院,京都,1970.
7 ) Freud,S. : Jenseits des Lustprinzips. GW ⅩⅢ, 1920. (小此木啓吾,訳：快楽原則の彼岸. 著作集Ⅵ,人文書院,京都,1970.
8 ) Hilgard, E.R. : Divided Consciousness-Multiple Controls in Human Though and Action. New york, Wiley-Interscience, 1977.
9 ) Janet, P. : Les Nervoses. Ernest Flammarion, Paris, 1910. (高橋　徹,訳：Janet 神経症, pp291-318, 医学書院,東京,1974.
10) Kluft, R.P. : An introduction to multiple personality disorder. Psychiatric Annals 14 : 19-24, 1984.

11) Koopman, C., Classen, C., Spiegel, D.：Dissociative responses in the immediate aftermath of the Oakland/Berkeley fire-storm .J Trauma Stress 9：521-540, 1996.
12) Maldonado ,J.R., Spiegel, D：Dissociative Disordes. 709-742, The American Psychiatric Publishing Textbook of Clinical Psychiatry, Fourth Edition, 2003.
13) 皆川邦直：解離性障害の新しい精神病理概念と精神療法．精神医学レビュー No.22.39-46, ライフ・サイエンス，東京，1997.
14) 中村道彦：疾病分類と解離性障害―DSM-Ⅳ，ICD-10を中心に．精神医学レビュー No.22.13-21, ライフ・サイエンス，東京，1997.
15) 岡野憲一郎：外傷性精神障害―心の傷の病理と治療.岩崎学術出版社，東京，1995.
16) 大矢大：解離性（転換性）障害，A病因．臨床精神医学講座5「神経症性障害・ストレス関連障害」．430-442, 1997.
17) 小西聖子，石井朝子：解離性障害の治療―対人暴力からもたらされる解離のコントロールについて．臨床精神医学（増刊号）54-59, 2000.
18) Putnam, F.W.：Dissociation as a response to extreme trauma, in Childhood antecedents of Multiple Personality. Edited by Kluft, R.P. Washington, DC, American Psychiatric Press 65-97, 1985.
19) Spiegel, D.：Multiple personality as a post-traumatic stress disorder. Psychiatr Clin North am7：101-110, 1984.
20) Spiegel, D.：Dissociation and hypnosis in posttraumatic stress disorder. J Trauma Stress 1：17-33, 1988.
21) Spiegel, D., Cardena, E.：Disintegrated experience? the dissociative disorder revisited.J Abnorm Psycho 100：366-378, 1991.
22) 鈴木國文：解離現象の精神医学史―ラカン派の視点から―精神医学レビュー No.22.32-38, ライフ・サイエンス，東京，1997.
23) 髙橋　徹：ヒステリーから解離性障害へ精神医学レビューNo.22.5-12, ライフ・サイエンス，東京，1997.
24) 安　克昌：解離性（転換性）障害，B.診断と治療．臨床精神医学講座 5「神経症性障害・ストレス関連障害」443-470, 1997.
25) World Health Organization：The ICD-10 Classification of Mental and Behavioural Disorders：Clinical descriptions and diagnostic guidelines. World Health Organization, Geneve, 1992.（融　道男，中根　文，小見山実，監訳：

ICD-10 精神および行動の障害 臨床記述と診断ガイドライン．pp142-181, 医学書院, 東京, 1993.

(西村　良二)

# II. 解離性障害の概念史

「解離性障害」が独立した疾患として疾病分類に収載されたのは，1980年のDSM-Ⅲ[1]が嚆矢であり，国際疾病分類では1992年のICD-10[2]を待たねばならなかった。もちろん，「解離性障害」に相当する病態は古くから知られており，DSM-Ⅱ[3]では「ヒステリー神経症（hysterical neurosis）」として，またICD-9では「ヒステリー（hysteria）」として取り扱われていた[4]。

DSM-Ⅲ，ICD-10では病因論を排し，特定の理論に依拠しない方針が採られたため，「ヒステリー」は疾病分類の表舞台からは姿を消した。

「解離」という言葉は，「第一次力動精神医学（1775～1900）」[脚注1]におけるヒステリー症状形成の説明概念に由来する[脚注2]。事実，近年の解離性障害に関する神医学的議論は，第一次力動精神医学の影響を色濃く受けている。解離性障害の専門家によって，ヒステリーに関するJanet, P. の業績が再発見され，彼の思想が理論的先駆として高く評価されている[5]。

そこで，本稿ではEllenbergerの大著『無意識の発見』[6]を導きにして，「第一次力動精神医学」の視点から，現在の解離性（転換性）障害を概観したい。

なお解離性障害と転換性障害を包括的に呼称する際にはICD-10に倣い「解離性（転換性）障害」という表記を用いる。

---

1) Ellenbergerは，第一次力動精神医学の特徴として以下の5点を挙げている[6]。①催眠術を無意識に到達する主要接近路として用いた。②自動発生的夢遊病，嗜眠状態，カタレプシー，多重人格などの臨床像が重視された。19世紀の終わりには，次第にこれらの病像がヒステリーとして収斂していった。③人間心性のモデルとして，意識／無意識モデルが想定された。後に，このモデルは修正され，意識される単一人格と，その基底に存在する下位人格群の緩い集合体と考えられるようになった。④神経症の新しい病理論を提出した。当初，それは未知の流体と考えられたが，これは後に心的エネルギーの概念に置き換わった。⑤治療のチャンネルとして「交流（rapport）」が用いられ，催眠術と暗示療法が行なわれた。Mesmerは「交流」を，物理的（電気的）な現象として理解した。その後，磁気術師や催眠術師により心理学的彫琢を受け，最終的には，Janetにより術者への心理的依存として定式化された。
2) 高橋によれば，「解離」がヒステリーの症状形成をめぐる主要な概念として使用されはじめたのは1890年代終わり頃であるという[15]。

# A. ヒステリーの歴史

## 1. Mesmer

ヒステリーという言葉を神経症との関連において最初に用いたのは，Mesmer F.A.（1734～1815）であった[7]。彼は祓魔術から力動精神医学への転回点に立つ[6]。彼はヒステリー患者に「分利（crise）」をおこさせることで治療をおこなった。彼は自分の体内の「動物磁気」が「交流（rapport）」を介して，患者の中に磁気流を生じさせたと考えた[脚注3]。彼の治療は大衆の関心を集めたが，当時の医学界からは異端視された。

また当初，彼の弟子として出発したPységur, J.（1754～1848）は「物理的流体」の実体性を否定し，むしろ施術者の意志が治療に働くと考えた[6]。彼は，人工夢遊病状態をつくり出し治療をおこなった。

## 2. Briquet

現代と連続するヒステリー概念はBriquet, P. に遡ることができる[脚注4]。彼は『ヒステリーの臨床的・治療的概論』（1859）において430例の症候学的分析をおこない記述経験主義に基づき報告した[8]。彼は激烈な情動，長引いた悲哀，家庭内葛藤，満たされぬ愛などが，遺伝的素因のある敏感な人に起こす効果がヒステリーであると結論づけた[6]。当時の通説であった性的不満にヒステリーの原因を求める見解を彼は否定し，遺伝的要素を重視した。

## 3. Charcot

近代医学の視点から体系的になされたヒステリー研究はCharcot, J.M.（1825～1893）の『ヒステリー患者において催眠で惹起された神経のさまざまな状態について』（1882）が嚆矢であろう[6]。彼は神経学者であったが「大ヒステ

---

3) Mesmerは宇宙に遍在する物理的流体が存在し，その平衡と失調とで健康と病気が説明できると考えた。彼自身は，これを大発見と思い込んでいた。病気は，流体の量的不足，分布異常，質の粗悪さ，この三種類によって説明された。磁気術師は「交流」を介して自らの良質の流体を患者に移し，患者の中の平衡を回復させる者と考えられていた[6]。

4) Guze, Robinsら米国のセントルイス学派は，Briquetの業績を再発見し，彼の記述に従って疾病分類を考えた。結局，DSM-Ⅲ，Ⅲ-Rの「身体表現性障害」の記述の中に「Briquet症候群」という名称は採録された[16]。

リー」を対象に厳密な症候学的記述を試みた[8]。Charcotは，Briquetの説を大筋で追認し，ヒステリーとは体質的に素因のある個体の脳が冒される変性疾患と考えた。彼にとっての催眠術は診断技術であり，ヒステリーに属する神経系疾患の存在を明らかにするものであった[8]。

1884年以降，彼の催眠についての考え方は，Bernheimらのナンシー学派から攻撃されるようになった[6]。ナンシー学派は，催眠とヒステリーには直接の関連はないと考えた。催眠現象は，暗示によって，正常者にひき起こすことが可能な普遍的な現象であると主張した。彼らは「大ヒステリー」は「サルペトリエールの文化的産物」であると非難した[8]。

## 4. Janet

Janet, P. (1859〜1947) は，1885年頃から哲学者としてヒステリーと催眠について研究をはじめた[6]。1889年に発表した『心理自動症』では「意識の解離」という言葉が用いられ，「心理力と心理的弱力」の力動的概念や，「意識野の狭窄」の概念，ヒステリーにおける過去の外傷的な出来事を根にもつ「意識下固定概念」の役割について論を展開した[8]。彼の治療は，忘却された外傷性記憶を催眠術や自動書記によって探知し，分離と同化を図るというものであった。彼は「心的寄生物として排除された観念は身体疾患と精神疾患にかかわるすべての出来事をひき起こす（下線は筆者による）」と定式化した。Janetはヒステリーの心理的メカニズムの特徴として解離を提唱したが，それは現在では転換性と分類されるような身体症状，たとえば四肢麻痺や視覚障害（心因性盲）なども含むようなメカニズムであった[9,10]。

Janetは『心理自動症』の発表直後から，Charcotのもとで患者を診察しながら医学の勉強を開始した[6]。彼の臨床研究はヒステリーから出発したが，次第に神経症全般に考察の対象を広げた。『最近のヒステリーの定義若干』(1893) においては，Janetは神経症（すなわち，ヒステリーおよび精神衰弱）において，生活史上の出来事と固定観念とに由来する心因的過程と，神経症の素因「意識野の狭窄」という器質的な基底層 (stigmata) を区別した。具体的な症状「偶有事象」形成の役割は心理的因子が関与し，疾患自体を惹起させる役割は器質的因子が関与するという2元論であり，後者の役割をより基底的なもの

として理解した[6,10]。またJanetは治療過程で「交流」の果たす役割を重視した。治療の初期には「交流」の確立をはからねばならないが、次の段階に入ったら「交流」の過度の発展を防ぐために、治療間隔を空けることを勧めている[6]。彼は『夢遊病性残留影響と直接的指示の欲求』（1896）においては、催眠後の「残留影響」により、患者の意識から催眠術者のことが離れなくなる場合があることを指摘した。また、残留影響が患者自身に意識されない場合でも、それは意識下に潜み、夢や自動書記に現れることをJanetは指摘した。

## 5. Freud

「第一次力動精神医学」からはやや逸脱するが、Freud, S.（1856～1939）もまた、精神病理学者としての経歴の初期にCharcotの影響を受けた[6,8,11]。Charcotの影響が明らかなFreudの著作として以下の3論文をあげることができよう。Bleulerと共著の『ヒステリー現象の心理的機制について』（1893）と『ヒステリー研究』（1895）、および単著の『防衛神経症』（1894）である。これらの著作において、Freudはヒステリーないし神経症全般について心理的メカニズムを追求した[11]。Freudはヒステリーの誘因を現実の外傷的体験を前提とする心的外傷と考えた。通常は、心的外傷を受けた場合には、行動や言語によって浄化的に処理される。しかしこのことが抑圧されて効果的に遂行されない場合には、記憶は感情的に強く色付けされる。ヒステリーにおいては、この耐え難い感情を伴った記憶から生じる興奮が身体症状に「転換」されると考えた[11]。この耐え難い感情を伴った記憶は催眠浄化法によって、つまりヒステリー症状を誘発した出来事とその記憶に伴う感情を明らかにすることで、消失すると考えた。

後年のFreudは、自由連想法を確立し催眠術を放棄した。また、精神分析理論の発展と共に、心的外傷は「内的欲動説」に基づくファンタジーの側面が強調されるようになった[8]。

# B. ICD-10における解離性（転換性）障害

## 1. 疾患分類体系における位置づけ：DSM-Ⅳとの比較

　ICD-10（1992）では，大項目のF4「神経症性障害，ストレス関連障害および身体表現性障害」の下位項目として「解離性（転換性）障害」が位置付けられ，解離性障害と転換性障害は同一グループの疾患として取り扱われている[2]。一方，DSM-Ⅳでは，解離性障害は独立した疾患単位として位置づけられ，転換性障害は身体表現性障害の下位診断として位置付けられている[12] 脚注5）。

　この相違について，ICD-10では①解離症状をもつ患者群と転換症状を持つ患者群に共通の特徴がみられること，②両方の症状を併せ持つ患者群が存在すること，を挙げ単一の項目に分類することが妥当であると述べている[2]。我が国においては，解離症状と転換症状を併せ持つ症例が数多く存在し，これらの症状間の変遷が見られることから，解離性障害と転換性障害を包括的に理解する方が，我が国の臨床現実により即しているかもしれない。

## 2. 解離性（転換性）障害の疾患概念

　ICD-10は解離性（転換性）障害について以下のように記述している[2]。「解離性（あるいは転換性）障害が共有する共通の主題は，過去の記憶，同一性と直接的感覚の意識，そして身体運動のコントロールの間の正常な統合が部分的あるいは完全に失われることである。」そして，病因については次のように記述されている。「起源において心因性であり，外傷的な出来事，解決しがたく耐えがたい問題，あるいは障害された対人関係と時期的に密接に関連していると推定される。」ICD-10は，解離性（転換性）障害の病因として心因性に言及している。

　また，診断ガイドラインとしてICD-10では次の3項目が挙げられている[2]。①F44.- の個々の障害を特定する臨床的病像，②症状を説明する身体的障害の証拠がないこと，③ストレスの多い出来事や問題，あるいは障害された対人関

---

5）転換症状は身体に表現される（解離）症状であるため，DSMは現象論の立場から転換症状を解離性障害からはずしたのである。

係と時期的に明らかに関連する心理的原因の証拠の存在（たとえ患者によって否定されても）。そして，心理的原因が確認できない場合は「診断が暫定的なものにとどまる」とされ，「身体的および心理的な両側面の検索を続けるべきである」と記述されている。

## 3. 解離性（転換性）障害とヒステリー概念の関連について

先述の「第一次力動精神医学」におけるヒステリー概念とICD-10における解離性（転換性）障害は，以下のような関連性が存在すると筆者は考える。

第一点は，解離性障害と転換性障害を相互に関連した病態として位置づけ，相互移行的であることを明確に意識していることである。「第一次力動精神医学」においては，自動発生的夢遊病，嗜眠状態，カタレプシー，多重人格などの臨床像が重視され，これらの病像がヒステリーとして収斂していったのである[6]。ICD-10の解離性（転換性）障害の下位分類として列挙されている診断名は，当時のヒステリーのさまざまな病態の大部分を包含している。

第二点としては「解離性（転換性）障害」の診断ガイドラインに「心因」が必須事項として挙げられていることである。すなわち「ストレスの多い出来事や問題，あるいは障害された対人関係と時期的に明らかに関連する心理的原因の証拠」が，解離性（転換性）障害の診断のためには必要条件となる。これはJanetや初期のFreudの解離に関する見解を連想させる。

それでは，相違点はどこにあるのであろうか。まず，第一点として病因論が挙げられよう。前段と矛盾するように思われるかもしれないが，「第一次力動精神医学」では心因はヒステリー症状形成の十分条件とは考えられなかった。「第一次力動精神医学」においてヒステリーは二元論で説明され，基底には神経学的障害が想定されていた。ICD-10では解離性（転換性）障害は<u>起源において心因性（下線は筆者による）</u>」であると記述されている。ICD-10では，神経学的障害を基底に持つ病態はF06.5「器質性解離性障害」として分類される。ICD-10では解離性（転換性）障害は完全に心理化されているといえよう。

相違点の第二点は多重人格の扱いが挙げられる。「第一次力動精神医学」において，多重人格はヒステリーの典型的な病像であったが，ICD-10では解離性（転換性）障害の下位診断として「多重人格障害」が挙げられてはいるが，

それは「文化的特異性あるいは医原性の状態のものでないならば」と留保がつけられ，きわめてまれであると考えられている．

## まとめ

今日の解離性障害をめぐる活発な議論[10,13,14]は，ヒステリーに関する「第一次力動精神医学」の文献の中に，ほぼ出尽くしている．すなわち医原性，被暗示性，易催眠性の問題[10]は，CharcotとBernheimの論争の再現のようであり，催眠療法の妥当性[13]や治療によって「取り戻された記憶」の事実性[13]，虚偽記憶をめぐる議論[14]は，Janetの「残留影響」に関する見解やFruedの「内的欲動説」の議論に集約できるのではないだろうか．この点において，ヒステリー概念の歴史的考察は今日的意義を失っていない．現在の解離性（転換性）障害をめぐる議論は，第一次力動精神医学への回帰といっても過言ではないだろう．

### 文　献

1) American Psychiatric Association : The Diagnostic and Statistical Manual of Mental Disorders, 3 rd ed. APA, 1980.
2) World Health Organization : The ICD-10 Classification of Mental and Behavioural Disorders. WHO, Geneva, 1992.
3) American Psychiatric Association : The Diagnostic and Statistical Manual of Mental Disorders, 2 nd ed. APA, 1968.
4) World Health Organization : The ICD-10 The ICD Classification of Mental and Behavioural Disorders ; Conversion Tables between ICD-8, ICD-9 and ICD-10. WHO, Geneva, 1992.
5) van der Kolk, B, van der Hart, O : Pierre Janet and the breakdown of adaptation in psychological trauma., Am J Psychiatry 146 : 1530-1539, 1989.
6) Ellenberger, HF. : The discovery of the unconsciousness — The history and evolu-

tion of dynamic psychiatry—. 1970.（木村敏，中井久夫，監訳：無意識の発見—力動精神医学発達史—．弘文堂，1980.)
7) Zilboorg, G：A history of medical psychology. Norton, New York, 1941.（神谷美恵子訳：医学的心理学史．みすず書房，1958.）
8) Pichot, P：Un Sciecle de Psychiareie. Sanofi, Synthelabo, 1996（帚木蓬生，大西守訳：精神医学の二十世紀，新潮社，1999.）
9) 諏訪 望：ヒステリーの概念．臨床精神医学 9：1137-1146, 1980.
10) 中谷陽二：解離性障害—ジャネからDSM-Ⅳまで—．精神神経誌. 102：1-12, 2002.
11) 諏訪 望：神経症と心因反応—概念と歴史的展望—．現代精神医学体系6A（下坂幸三他編），中山書店，P3-31，1978.
12) American Psychiatric Association：The Diagnostic and Statistical Manual of Mental Disorders, 4th ed. APA, 1994.
13) Hacking, I：Rewriting the Soul—Multiple Personality and the Sciences of Memory—. Princeton University Press, 1995（北沢格訳：記憶を書き換える—多重人格と心のメカニズム—．早川書房，1998.）
14) 一丸藤太郎：多重人格研究をめぐる最近の動向．精神分析研究 37：52-60, 1993.
15) 高橋 徹：ヒステリーから解離性障害へ．解離性障害．精神医学レビュー no.22.（中谷陽二，編），ライフ・サイエンス，P5-12, 1997.
16) Guze, S：The diagnosis of hyseria—What are we trying to do?—. Am J Psychiatry 124：491-498, 1967.

（梅末正裕）

# III. 解離のモデルとメカニズム

　解離とは「意識，記憶，同一性，または環境の知覚といった通常は統合されている機能の破綻（DSM-Ⅳによる）」と定義されるが，すべての解離現象が病的であるわけではない。非病者の日常生活にも解離は認められる。それはたとえば，高速道路催眠や白日夢であり，スポーツやコンサートの観衆の熱狂状態であり，催眠や瞑想におけるトランス状態である。解離は人間の精神活動に必要なものであり，解離現象をコントロールする力は一種の能力とも言えよう。こういう非病的な正常範囲の解離と解離性障害における病的な解離には連続性があると考えられている。つまり，通常の解離機能が失調し，量的質的に重症化したものが解離性障害と考えられる。

　Putnum[23]によれば，「解離性現象は連続体として存しており，それが強度や頻度においてある限界を超えた場合，または不適切な文脈において起こった場合のみ，不適応となる」とされる。たとえば自己記入式質問紙「解離性体験尺度」[2]をカナダの一般住民に行ったところ，調査住民の約5％のものが解離性障害である可能性が示唆されたとのことであるが，それほど多くの人に解離性障害があるとは考えにくい。このように不適応を起こしていない非病的な解離性現象は日常よく見られるものと言える。

　解離状態の原因を理解する上で主に二つの考え方がある。一つは，解離しやすさの素因があると考えられている。確かに解離しやすさには個人差がある。これは解離に器質的な背景が存在する可能性を示唆するが，それについての明らかな知見は得られていない。むしろ一定の性格傾向というようなものが背景になっていると考えられている。解離しやすさは，催眠状態へのなりやすさ（催眠感受性 hypnotyzability あるいは被暗示性）と同じであると考えられている。生来的に被暗示性の高い人は人口の約10％程度に一定して見られることがわかっている。

　もう一つは心的外傷の問題がある。心的外傷を受けた人が解離を引き起こし

やすいことは古くはJanetもFreudもすでに指摘し重視していることである。実際，解離性障害患者のほとんどは心的外傷の犠牲者でありPTSD様の症状を随伴することが少なくない。

## A．解離と記憶システム

　記憶に関する近年の研究により記憶には少なくとも二つの大きなカテゴリーがあることがわかってきている。それらはexplicit（あるいはエピソード）記憶とimplicit（あるいは手続き）記憶という名前で呼ばれている。これら二つの記憶システムは異なる働きをしている。Explicit（エピソード）記憶は，たとえば「私は先週野球を見に行った。」など自己により確認される個人的体験を思い出すことである。Implicit（手続き）記憶は自転車に乗る，タイプを打つなどの日常動作の実行にかかわるものである。このような動作は高度の熟達により行われるが，現在の実行やその技術を得た学習のエピソードに関して意識することはほとんどなく実行されるものである。実際にこれら二つの記憶に関しては別の解剖学的局在が関与しているといわれている。すなわち，辺縁系，特に海馬と乳頭体はエピソード記憶に関与しており，基底核と皮質は手続き記憶に関与しているといわれている。

　確かにこの二つのタイプの記憶の区別が，ある解離現象の説明となる場合がある。解離中にみられる日常的な行為は手続き記憶による日常動作からエピソード記憶における自己同一性が分離した反映であると考えられる。自己同一性をなくした状態で無意識に行動することはわれわれの精神プロセスにおいてもありえることである。すべての動作に関して，それをいつどのように学んだのかのエピソード記憶を取り戻すことがわれわれにとって必要であるとしたら，われわれが今のように能率的に動作できるとは思えない。このように，記憶の研究の中に，同一性と行動の間の解離に対する基礎的モデルがあり，解離性健忘，解離性遁走，解離性同一性障害などの障害においてその病的な影響（あらわれ）を見ることができる。

# B. 解離の生物学的メカニズム仮説

　以下に解離の生理学的・生化学的なメカニズムに関する説明を紹介するが，いずれも十分な証明がなされているものではなく仮説の範囲を出ないものであると思って読んでいただきたい。ここでは Kapfhammer によるもの[12]と西川らによるもの[22]とを紹介する。

## 1. Kapfhammer による仮説[12]

　外傷体験への適応の面からは二つの基礎的反応の方法がある。特に子供においては，この二つの方法が各人の過去の発達の特定の面と関係する。人は典型的には，外部の恐怖に警報反応により反応する。これは戦闘か逃走かのパターン（fight or flight pattern）のための準備としての交感神経緊張の亢進である。この過覚醒連続体は中枢の HPA（視床下部—下垂体—副腎系）ACTH とコルチゾルの分泌による，そして免疫系の活性化による末梢のアドレナリン，ノルアドレナリンの分泌によりもたらされる。決定的な調節役は青斑核によっている。腹側被蓋核もまた，橋や延髄の交感神経核の活動性の重要な調整役をしている。長期間続く，または反復する恐怖体験はこの二つのコントロール中枢の過敏化を起こすかもしれない。また結果として，小さな恐怖体験刺激に対してさえも，カテコールアミンの過剰な反応を起こすかもしれない。

　一方，解離連続体は悲嘆の基本的反応パターンと関係している。これは，すでに体系づけられた戦闘か逃走かのパターンが成功しないように見える場合に，または子供のようにこのタイプの反応がまだ十分に発達していない場合に活性化するようである。過覚醒連続体と同じように，最初はカテコールアミンとコルチコイドの分泌を伴うストレス反応がある。しかし解離では過覚醒と違って，迷走神経の強い活性化も伴っている。さらに中脳辺縁系と中脳皮質系のドーパミンニューロンが重要な役割を演じる。中枢の報酬システムを通じて，感情の調整に主要な影響を及ぼす。副走する内因性オピオイド系との連絡は，有害な刺激への知覚の変化を引き起こす。そして，時間，場所，現実の感覚の歪みをもたらす。実際多くのオピエトアゴニストは解離反応を起こしうる。解

離も過覚醒のように過敏化する。つまり解離を主要な適応反応のパターンとして使用することに依存した脳の組織化が起こるのである。

　これら二つの反応パターンは基本的適応スタイルにおいていろいろな割合で複合することもあるとされる。

　実験神経薬理学における成果は解離プロセスの神経生物学に興味深い洞察を与える。Yohimbine（ノルアドレナリン系），metachlorophenylpiperazine（m-CPP；セロトニン系）などのある種の物質は，間接的に解離状態を引き起こす。それは脆弱性のある人において，初回の不安刺激または外傷記憶の刺激による形で引き起こされる。グルタミン酸ニューロンは解離状態の調節における決定的な役割を果たしているとされる。それはセロトニン系とノルアドレナリン系により活性化された扁桃体，海馬，視床，皮質のシステムを通じてである。たとえばKetamineが正常人に，つまり前もって強い不安反応や外傷記憶を与えることなしに解離性体験を起こすのは驚くに当たらない。これはグルタミン酸の神経伝達に影響するからである。一つの可能性を持った薬物療法のアプローチとしてはKrystalら[14]が示唆した抗解離のNMDAアゴニストの使用が考えられる。

## 2. 西川らによる仮説[22]

　西川ら[22]は脳機能画像による研究の結果をもとに解離の神経メカニズムに関する仮説を情動記憶システムと陳述記憶システムとの間の力動関係をもとに提唱している。これによれば，解離の発生の初段階は扁桃体を中心とする情動記憶システムが亢進し，海馬・新皮質による陳述記憶システムが抑制されることとされる。さらに前頭葉の機能低下や感覚連合皮質の機能亢進が加わることにより解離症状が発展し，慢性の解離状態では辺縁系の機能水準が低下し，通常に情動と関連づけられた記憶の文脈を自伝的エピソード記憶として引き出すことが困難となる。一方，強い刺激とともに初段階で条件付けられた情動記憶は消去されずに残存し，その後も外傷時の条件刺激によって陳述記憶システムからの統制を離れた反応を引き起こすとされる。

　このように，解離の生物学的メカニズムに関しての病態説明仮説を紹介したが，いずれも基礎となる生理学的，生化学的機序の解明が十分でないことから，

真の解明は今後の課題と考えられる。

## C. 解離と心的外傷（トラウマ）

　最近の解離性障害の理解における主要な発展は，外傷（トラウマ）と解離の間の関連の発見と言っても過言ではない。
　Spiegel[31]によると解離は痛ましい記憶，恐怖，欲望のみならず心的外傷そのものに対する防衛として働き，侵襲的な外傷となる体験における圧倒的な恐怖，痛み，絶望などから自我を守るものであるという。
　心的外傷と解離の密接な関係については以前から指摘されている。一般に心的外傷に対する急性反応の中核は解離症状であると理解されている。この急性反応における解離の程度が強いほど，後になって典型的なPTSDの症状を呈しやすい。その意味で急性期の適切な治療が重要である。
　Spiegelら[32]は，心的外傷と解離傾向の関連について，過去の研究を総括し以下の4点を指摘した。①人生早期の性的・身体的虐待と後年の解離現象には密接な関連が示唆される。②反復する重度の幼児期の虐待は他の虐待例よりも成人後の解離症状と相関している。③幼児期の虐待時における解離は，強大な外傷的出来事に対する対処機転である。④PTSD患者は他の精神疾患群に比して催眠感受性が高い（催眠にかかりやすい）。
　外傷（トラウマ）とは物や道具にさせられる体験，つまり誰か他人の激怒や自然の冷酷さの犠牲者にさせられる体験として理解される。それは無力感と自分の体の自由を奪われる究極の体験である。解離が外傷（トラウマ）の際の防衛，つまり体の自由を奪われた状況で精神のコントロールを維持しようとする試みとして起こるとする臨床的あるいは経験的証拠がある。多くの外傷（トラウマ）にさらされた子供は，解離性の防衛，つまり自動的なトランスや健忘を用いやすいと報告されている。
　幼年時代（子供の頃）の身体的または性的虐待の既往と後年の解離性症状の発展の関連を示唆する多くの報告がある。同様に境界性人格障害のようなⅡ軸

障害を持つ患者においても，幼年時代の虐待がある場合，解離性症状が多いという報告も多い。Mulder[20]によれば，幼年時代の性的虐待，幼年時代の身体的虐待，現在の精神疾患と解離の症状尺度との関連を成人において調べたところ，虐待された群の6.3％がしばしば起こる3個以上の解離性の症状を持っていた。解離性症状を持った群においては，幼年時代の性的虐待の頻度は2.5倍，幼年時代の身体的虐待の頻度は5倍，現在の精神疾患の頻度は4倍，他の対象よりも高かった。

ところで，解離と外傷（トラウマ）の関係を調べるもう一つの方法は，最近の（直前の）外傷（トラウマ）と解離症状との関係を見ることである。外傷（トラウマ）が本当に解離を引き出すのなら，解離は自然災害，戦闘，身体的暴行の直後の時期に見られるはずである。

1940年代のある火災の直後の生存者の調査（Lindemann[17]）では，焦燥，不機嫌（dysphoria），落ち着きのなさといった正常な急性悲嘆の経過をとらずに，何もなかったかのように振る舞う群が一番予後が悪かったとされる。その後もNumbing（トラウマに引き続いて敏感な反応を欠くこと，感覚麻痺）が後のPTSD発症の予測因子の一つであるとする報告が多い。こうして，Numbingのような解離性の経験は後のPTSDの強い予測因子となることがわかっている。Johnsonら[11]は幼年時代の性的虐待の治療を求める患者群において，外傷直後の（peritraumatic）解離は後のPTSD，解離，うつ病への発展と強く関連することを確認した。

最近では（Grabeら[8]），Alexithymic（失感情症的）な性格傾向が病的解離やPTSDに関連しているという報告もある。

# D. 解離における共通性（一般性）と文化による差

解離性障害は精神科患者の5～10％に見られるとされており，これは世界的に比較的一致している。しかし，症状の発現型は文化による影響のためか，かなり異なっているようである。たとえば，我が国で解離性障害といえば，心

因健忘や遁走の報告が多い。なかでも全生活史健忘の報告が多い。全生活史健忘は自分の名前，生い立ち，過去の経歴など，自己の生活史すべてにわたる記憶を喪失しているにもかかわらず，日常生活にはそれほど支障をきたさないという病態である。全生活史健忘は解離性健忘としてだけでは説明しきれないことが多い。全般健忘の状態に場所移動を伴えば解離性遁走ということになる。遁走を伴う例は少なくなく，時には部分的な人格変化を伴うので，全生活史健忘は解離性障害の亜型を幅広く包括した臨床概念といえ，我が国独自の概念である。歴史的には1950年代に初めて報告され，「全生活史健忘」と呼称されるようになった[29]。興味深いことに，このような病態はアメリカでは少なくとも最近は報告されていない。この全生活史健忘はいわゆる「記憶喪失」として我が国のテレビドラマなどにしばしば取り上げられる題材となっており，我が国の文化になじむものなのであろう。つまり他者にすまない，申し訳ないという感情を強く持ちやすい一方で，忘れたことは許されるといった文化的背景が影響するのかもしれない。

一方，多重人格障害あるいは解離性同一性障害（以下DIDと略す）は1970年代からアメリカを中心にして多数報告されるようになってきているが，DIDの発現率が他の文化圏と比べてアメリカで際だって高いことからこの障害が文化特有の症候群である可能性が示唆されている。日本ではDIDの発現率は低いとされ，またその症状発現もアメリカでの報告とはかなり異なっている。DIDを題材にした小説やドラマもアメリカにおいて圧倒的に多く，日本ではそれほどではない。

DIDは，その交代人格数，臨床像，発現因などにより二つのタイプに分けられる。一つは交代人格数が2～5であり，ヒステリー的特徴を備えた「古典的多重人格」である。もう一つは，交代人格数が多く，多くが幼少時期に虐待をはじめとした心的外傷体験を受けている「ニュータイプの多重人格」である。近年のアメリカでの報告の急増はこの「ニュータイプの多重人格」の増加によると考えられる。我が国においても1990年以降になりDIDの報告が増えたものの，アメリカと比べると大きな差がある。日本には動物や霊魂が人格に取って代わる憑依という現象があり，アメリカのDIDとの精神病理，社会的・文化的・歴史的背景の比較は興味深いと思われる。

## E. 画像所見を含む生物学的所見

 解離性障害はこれまで主に精神病理学的な研究の対象とされてきたが，近年他の精神疾患と同様に，生物学的な研究アプローチもなされるようになってきた。ここでは主に脳機能画像を用いた臨床研究の成果についてまとめる。

### 1. PTSD

 解離性障害の画像所見に関する報告はまだ少ないが，解離症状を呈することの多いPTSDに関してはすでに多くの画像研究の報告がなされている。まずはPTSDにおける知見をまとめる。

 PTSDにおいては，MRIを用いた体積計測研究で海馬に萎縮がみられることが指摘されている。まずBremnerら[6]（1995年）は26人のPTSDのベトナム帰還兵で右海馬の体積の8％の減少がみられることを示した。Gurvitzら[9]は7人のPTSD帰還兵で左右海馬の体積の28％の減少があったことを示した。Bremnerら[3]（1997年）は幼児期に虐待を受けた17人のPTSD患者で左海馬の12.5％の体積減少を示した。さらにSteinら[33]（1997年）の研究は幼少時に性的虐待を受けた21人のPTSD患者において左海馬の体積の5％減少を示し，左海馬の体積と解離症状の重症度との間に相関を認めた。以上は海馬体積に関する報告であるが，最近では左前部帯状回皮質の体積減少も報告されている。Yamasueら[37]はPTSD患者9名において左前部帯状回皮質の体積減少と，PTSD症状の重症度と左前部帯状回皮質の体積の相関（PTSD症状が重症であるほど左前部帯状回皮質の体積が小さいこと）を示した。前部帯状回皮質は大脳辺縁系の一部で恐怖などの感情反応をコントロールする。前部帯状回皮質が小さいと外傷体験を想起したときに恐怖などの反応が十分コントロールできず，扁桃体が過剰に賦活されてPTSD症状が現れるとされる。

 PETを用いた研究では，Bremnerら[4]（1997年）はPTSD帰還兵で側頭皮質と前頭前野皮質の代謝低下を示した。Rauchら[24]は，PTSD患者に外傷関連刺激を与えると，辺縁系（右扁桃体・島・眼窩前頭皮質・帯状回前部）の代謝増加と中側頭皮質・左下前頭皮質の代謝低下を認めることを報告した。Shinら[28]

は右扁桃体・帯状回前部の代謝増加と中側頭皮質・左下前頭皮質の代謝低下を認めた。Bremnerら[5]（1999年）はPTSD帰還兵において外傷刺激に対する前頭前野皮質中部の反応性の低下を認めた。

Functional MRIを用いた研究では，Rauchら[25]はPTSD帰還兵を対象とした視覚的な恐怖刺激において扁桃体に強い反応を認めた。

Hull[10]はそれまでに報告されたPTSDに関する神経画像所見をまとめ，複数の研究によって支持された知見をまとめているが，これによると海馬体積の減少，扁桃体の機能亢進，Broca野（左下前頭葉皮質）の機能低下，半球側性化，前部帯状回皮質の機能低下，側頭葉内側部のN-アセチルアスパラギン酸減少，視覚皮質の賦活が挙げられている。

要約すると，形態画像では海馬の萎縮が明らかとされており，機能的画像に関しては，扁桃体の機能亢進や，Broca領野（左下前頭葉皮質）の機能低下などが報告されているが，それに合致しない報告もあり，定説には至っていないといえる。

PTSDの主症状である再体験症状のメカニズムとしてLinら[16]によれば恐怖の記憶を弱める過程に何らかの障害があるのかもしれないとされている。心的外傷後に長期にわたり繰り返される再体験の病態としては，扁桃体を中心に形成された恐怖条件付けが前頭葉により抑制されにくいこと，また扁桃体の情動記憶を海馬の意味記憶に置き換える過程に障害があることなどの機序が想定されている。

## 2. 解離性健忘

解離性障害に関する画像研究はPTSDに関するものよりも数が少なく，定説と言えるものがないが，最近の研究によりいくつかの仮説の根拠となる結果が示されている。

まず，解離性健忘に関しては，Markowitschら[18]が右前頭前野，前部側頭葉の血流低下を報告し，エピソード記憶の取り出しに関与する部分の機能低下が示唆された。北村[13]は大脳のびまん性血流低下を報告し，赤池[1]は大脳全体の血流低下を報告し，さらに健忘回復と共に血流が回復した症例を報告した。鈴木ら[34]は両側後頭葉内側および側頭後頭葉境界領域の血流低下を報告した。

Yasunoら[38]は有症期と回復後の比較や賦活試験を行い，回復後に右海馬・左前頭前野内側の賦活増加，右側扁桃体・前頭前野背外側後部・後頭葉，左側帯状回前部・頭頂後頭接合部の賦活減少を報告している。西川ら[21]は，賦活試験における反応の健常者との違いから，扁桃体と海馬の相補的に見える関係が健忘症状に関わる可能性を指摘している。

徳永ら[35]は解離性健忘におけるPET賦活試験から，記憶の再生との関わりが示唆されている帯状回脳梁膨大部後方領域や右前頭前野の機能の抑制が示され，健忘症状との関連を推測している。

## 3. 解離性同一性障害

解離性同一性障害（DID）においてはMathewら[19]によって人格変異時に右側頭葉の血流が増加することが報告されたが，以後の研究では賦活される部位は左側頭葉（Saxeら[27]），両側海馬（Tsaiら[36]）など一定しておらず，また抑制される部位についての報告も一定していない。Reindersら[26]はDIDにおいて異なる人格の状態における脳血流パターンを比較し，前頭前野皮質中部と後部連合皮質が意識的経験の統合の役割を担っていると示唆した。

## 4. 性的虐待に関連するPTSD患者の解離

Laniusら[15]は7例の性的虐待に関連するPTSD患者に外傷刺激を与えて起こした解離状態におけるfunctional MRIを用いた検討により，上および中側頭回，下前頭回，頭頂葉，後頭葉，中前頭回，正中皮質，帯状回前部において賦活を認めた。

## 5. 解離性遁走

Gliskyら[7]は解離性遁走の患者において，機能画像により前頭葉機能低下の所見を認めた。

## 6. 離人症性障害

Simeonら[30]は離人症性障害8名に単語リスト記銘再生課題によるPET負荷試験を行い，健常者に比して患者では右上・中側頭回の低代謝と両側頭頂葉と

左後頭葉の高代謝を示し，特に頭頂葉7B野は離人症スコアと正の相関があることを報告した。

## F. 解離メカニズムの解明の今後

　前項でできる限り多くの報告を紹介したが，解離性障害の脳画像の報告は，いまだ数が少ない上にそれぞれの研究方法が異なっているため，共通の所見を見い出すことは困難である。いくつかの脳機能画像研究からは情動や記憶に関わる大脳辺縁系を中心とした領域の関わりが示唆される。現在のところ脳画像の所見から言えることはこの程度であるが，これらの所見が，解離性障害の本質を説明するものなのか，症状に対応する非特異的な反応であるのかに関しても今後解明される必要があるだろう。

　解離性障害の生物学的メカニズムに関しては，紹介したようにまだいくつかの仮説が立てられ始めた程度であり，その基礎となる生理学的機序の解明が必要である。今後の基礎的研究の発展が待たれる。

### 文　献

1) 赤池浩一，福迫　博，森岡洋史，ほか：記憶の回復前後で脳血流に変化のみられた全生活史健忘の1症例．臨床精神医学　28：1111-1117, 2000.
2) Bernstein EM, Putnum FW：Development, reliability, and validity of a dissociation scale. J Nerv Ment Dis 174：727-735. 1986.
3) Bremner J et al.：MRI-based of mesurement hippocampal volume in posttraumatic stress disorder related to childhood physical and sexual abuse. Biol, Psychiatry, 41：23-27, 1997.
4) Bremner J et al.：PET measurement of central metabolic correlates of yohimbine administration in posttraumatic stress disorder. Arch. Gen. Psychiatry, 54：246-256, 1997.
5) Bremner, J et al.：Neural correlates of exposure to traumatic pictures and sound in

Vietnam combat veterans with and without posttraumatic stress disorder ： A positron emission tomography study. Biol. Psychiatry, 45 ： 806-816, 1999.
6) Bremner, J et al.： MRI-based measurement of hippocampal volume in patients with combat-related posttraumatic stress disorder. Am J Psychiatry 152 ： 973-980, 1995.
7) Glisky EL, Ryan L, Reminger S et al.： A case of psychogenic fugue ： I understand, aber ich verstehe nichts ： Neuropsychologia 42 (8) 1132-47, 2004.
8) Grabe HJ, Rainermann S, Spizer C et al.： The relationship between dimensions of alexithymia and dissociation. Psychother Psychosom 69 ： 128-131, 2000.
9) Gurvitz T et al.： MRI study of hippocampal volume in chronic, combat-related PTSD. Biol Psychiatry, 40 ： 1091-1099, 1996.
10) Hull AM ： Neuroimaging findings in post-traumatic stress disorder. Br J Psychiatry 181 ： 102-110, 2002.
11) Johnson DM, Pike LJ, Chard KM ： Factors predicting PTSD, depression, and dissociative severity in female treatment-seeking childhood sexual abuse survivors. Child Abuse Negl 25 ： 179-198, 2001.
12) Kapfhammer HP ： Dissociative disorders and conversion disorders. In ： Contemporary Psychiatry Vol.3 Specific Psychiatric Disorders, chapter 6, p88-108 Henn F, Sartorius N, Helmchen H, Lauter H (Editors), Springer-Verlag Berlin Heidelberg 2001.
13) 北村秀明：SPECTで脳血流異常が疑われた解離性健忘の2例. 新潟医学会雑誌 111 ： 336, 1997.
14) Krystal JH, Bremner JD, Southwick SM, Charney DS (1998) The emerging neurobiology of dissociation ： implications for treatment of posttraumatic stress disorder. In ： Bremner JD, Marmar CR (eds) Trauma, memory, and dissociation. American Psychiatric Press, Wasington DC, pp 321-364.
15) Lanius RA, Williamson PC, Boksman K et al.： Brain activation during script-driven imagency induced dissociative responses in PTSD ： a functional magnetic resonance imaging investigation:Biol Psychiatry 52 (4) 305-11, 2002.
16) Lin CH, Yeh SH, Lu HY et al.： The similarities and diversities of signal pathways leading to consolidation of conditioning and consolidation of extinction of fear memory. J Neurosci. 2003 Sep 10 ； 23 (23) ： 8310-7.
17) Lindemann E ： Symptomatology and management of acute grief. Am J Psychiatry

101：141-148, 1944.
18) Markowitsch HJ, Calabrese P, Fink GR et al. Impaired episodic memory retrieval in a case of probable psychogenic amnesia. Psychiatry Res 74：119-126, 1997.
19) Mathew RJ, Jack RA, West WS：Regional cerebral bloom flow in a patient with multiple personality. Am J Psychiatry 142：504-505, 1985.
20) Mulder RT, Beautrais AL, Joyce PR et al.：Relationship between dissociation, childhood sexual abuse, childhood physical abuse, and mental illness in a general population sample. Am J Psychiatry 155：806-811, 1998.
21) 西川　隆, 徳永博正, 安野文彦, ほか：解離性障害と海馬—解離性障害における記憶の障害と神経機構—臨床精神医学 30（12）：1485-1492, 2001.
22) 西川　隆, 徳永博正, 池尻義隆, ほか：PTSDの生物学的研究病態生理　PTSDと解離—外傷性解離の神経メカニズム：恐怖の条件づけと陳述記憶のダイナミクス—臨床精神医学（増刊号），79-89, 2002.
23) Putnum FW：Diagnosis and treatment of multiple personality disorder. NY：The Guilford Press, New York. 1980.
24) Rauch SL et al.：A symptom provocation study of posttraumatic stress disorer using positron emission tomography and script driven imagery. Arch Gen Psychiatry., 53：380-387, 1996.
25) Rauch SL et al.：Eaggerated amygdara response to masked facial stimuli in post-traumatic stress disorder：a functional MRI study. Biol Psychiatry, 47：769-776, 2000.
26) Reinders AA, Nijenhuis ER, Paans AM et al.：One brain, two selves Neuroimage, 20（4）：2119-25, 2003.
27) Saxe GN, Vasile RG, Hill TC et al.：SPECT imaging and multiple personality disorder. J Nerv Ment Dis 180：662-663, 1992.
28) Shin LM et al.:Visual imagery perception in posttraumatic stress disorder：A positron emission tomographic investigation. Arch Gen Psychiatry, 54：233-237, 1997.
29) 塩入円裕, 岩佐金次郎, 曽根良彦　ほか：全生活史に亘る心因性健忘の1例. 脳神経領域 7：60-72, 1954.
30) Simeon D, Guralnik O, Hazlett EA et al.：Feeling unreal：a PET Study of depersonalization disorder. Am J Psychiatry 157：1782-1788, 2000.
31) Spiegel D：Dissociation and trauma. American Psychiatric Press Review of

Psychiatry, Tasman A, et al.： 10, 261-275, American Psychiatric Press, Washington DC, 1991.
32) Spiegel D ： Cardena E ： Disintegrated experience ; The dissociative disorders revised. J Abnorm Psychol 100 ： 366-378, 1991.
33) Stein MB, Koverola C, Hanna C, et al.： Hippocampal volume in women victimized by childhood sexual abuse. Psychol Med 27 ： 951-959, 1997.
34) 鈴木　陽，池田淑夫，尾崎紀夫，ほか：解離性障害における脳血流所見．臨床精神医学 29 ： 295-300, 2000.
35) 徳永博正，武田雅俊：ストレスと解離性障害．医学の歩み 197 ： 284-285, 2001.
36) Tsai GE, Condie D, Wu MT et al.： Functional magnetic resonance imaging of personality switches in a woman with dissociative identity disorder. Harv Rev Psychiatry 7 ： 119-122, 1999.
37) Yamasue H, Kasai K, Iwanami A et al.： Voxel-based analysis of MRI reveals anterior cingulate gray-matter volume reduction in posttraumatic stress disorder due to terrorism. Proc Natl Acad Sci U S A. 2003 Jul 22 ; 100（15）： 9039-43.
38) Yasuno F, Nishikawa T, Nakagawa Y et al.： Functional anatomical study of psychogenic amnesia. Psychiatry Res 99 ： 43-57.

（尾籠晃司）

# IV. 解離性障害の臨床評価

　解離 dissociation の定義については，先の章においても述べてきたが，DSM-IVによると，「解離性障害の基本的特徴は，意識，記憶，同一性，あるいは環境の知覚といった通常統合されている機能の破綻である」とされる。ただ，全ての解離現象が病的といえるものではなく，健常者の日常生活においても解離は認められる。Ludwig[1] のいうように，解離は人間の精神活動に必要なものであり，解離現象をコントロールする力は一種の能力といえる。そして，こういう非病的な正常範囲の解離と解離性障害における解離には連続性があると考えられており，通常の解離機能が失調し，量的質的に重症化したものが解離性障害と言えよう。つまり，解離は，非病的なものから病的なもの，軽症から重症へと連続したもので多彩な現れ方をする現象であり，解離性障害が一つの連続体であると考えるとき，臨床場面における正確な診断や評価は必須であり，そういったツールや方法を知っておくことは必要不可欠なことであろう。

　また，解離性障害の鑑別診断として，器質性疾患の除外，また精神発達遅滞，発達障害についての確認が必要となる。具体的には，原因疾患としてのてんかん，脳血管障害，アルコール，薬物乱用と，機能性疾患としての統合失調症，気分障害，感情障害，境界性パーソナリティ障害，外傷後ストレス障害（PTSD）を鑑別する必要がある。また，児童期においては，行為障害，注意欠陥／多動性障害の考慮も必要である。こういった鑑別診断の手段としても，さまざまな評価方法を理解しておくことが必要であろう。

　ここでは，面接による評価方法，質問紙，評価尺度による評価方法，心理検査による評価方法について，その代表的な方法を紹介していくこととする。

## A. 面接による評価方法

　面接を通しての解離性障害の診断マニュアルないしツールとして詳細で包括的なものは，Steinbergによって作成されたSCID-D「DSM-Ⅳ解離性障害のための構造化された臨床面接」(Structured Clinical Interview for DSM-Ⅳ Dissociative Disorders[2,3])であろう。Steinbergは，解離現象を「健忘」，「離人症」，「現実感喪失」，「同一性混乱」，「同一性変容」という五つの中核的症状に分け，それに基づいてSCID-Dを作成した。解離は，非病的なものから病的なもの，軽症から重症へと連続し，多彩な表れ方を呈する現象であり，解離性障害もまた一つの連続体，スペクトラムであると考えられ，この解離を五つの中核的症状においてとらえるSteinbergの考え方が解離現象を整理するのに最も有効である。彼女の作成したSCID-Dでは，年齢等の個人情報，就労歴，治療歴，家族の病歴などを確認した後，五つの中核症状について質問していく。たとえば，健忘では，次のように質問する。

> 「記憶についてお聞きします。
> 1. 自分の記憶に隙間があるように感じたことがありますか，
> （Yesなら）
> 　その経験はどのようなものか説明できますか，
> 　頻度はどのくらいですか，」

Steinberg M：Structured Clinical Interview for DSM-Ⅳ Dissociative Disorders (SCID-D)、Revised. American Psychiatric Press, Washington DC, 1994.

　こうした面接での質問から得られた情報により，五つの中核症状の重症度を評価し，グラフに表し，そのグラフのパターンを診断に役立てるという方法を用いている（図1）。

　図1に現れているとおり，解離性健忘，解離性遁走，離人症性障害，解離性同一性障害は，症状的には連続するものであり，全ての中核症状が顕著に現れている解離性同一性障害はその意味で究極の解離性障害と言える。

　SCID-Dは，北米圏では解離性障害について論文では非常によく用いられて

**図1 SCID-Dによる解離性障害の症状プロフィール**[2]

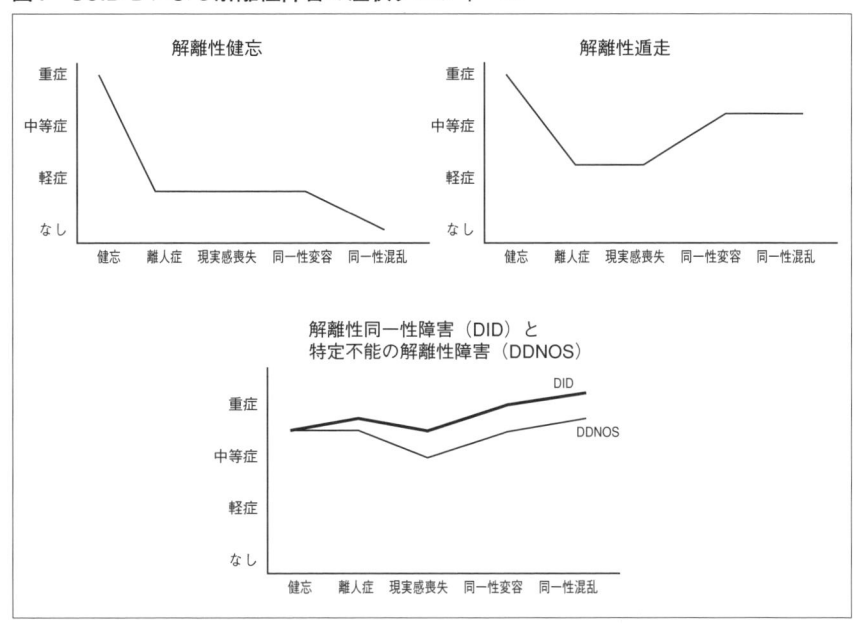

Steinberg M：Structured Clinical Interview for DSM-IV Dissociative Disorders (SCID-D), Revised. American Psychiatric Press, Washington DC, 1994.

いるが，まだ標準化された日本語版が存在しない状況である。

# B. 質問紙，評価尺度による評価方法

臨床場面でツールとして使用される質問紙としては，1986年にE. CarlsonとF.W. Putnumによって開発されたDES「解離性体験尺度」(Dissociative Experiencce Scale)[4]がよく用いられている。これは，先述のSCID-Dと同様に，解離の連続性に着目して作られた診断ツールである。DESは解離性体験を量的に測定するために開発された28の質問項目からなる自己記述式の質問紙である。原著者によると，DESは，正常および臨床対象の解離性体験を量

図2　DES視覚的アナログスケール[10]

```
0% |··················································| 100%
```

梅末正裕：解離性体験尺度（Dissociative Experience Scale）について．中谷陽二編：精神医学レヴュー 22．ライフ・サイエンス，東京，pp98-101，1997．

的に測定するためのものであり[4]，DESは解離性障害の診断のために開発されたものではないことを強調している[5]。

DESの質問項目は，DSM-Ⅲで解離性障害と診断された対象とのインタビューを素材とし，解離性障害を専門とする臨床家とのコンサルテーションに基づいて開発された。質問項目は，解離性症状全般を網羅するように作られたが，気分や衝動性における交代症状は感情障害との混乱を避けるために除外された[4]。

DESの特徴は視覚的アナログ反応スケールを採用したことである（図2）。原著者は，質問に対する被験者の先入観を軽減するために，このような視覚的アナログ反応スケールを採用し[4]，被験者は質問にある体験が，どのくらいの頻度（％）で自分にあるかを100mmの線上に，斜線で記入することを求められる。

DESの評価は，28のそれぞれの項目，および全体として行う。具体的には，質問紙の100mmの線の上に被験者の記した斜線の直近の左方の5mm刻みのポイントをもって，それぞれの項目のスコアとする。たとえば，100mmの線上の左方より63mmのところに斜線が入っていれば，60と換算する。また全体としてのDESスコアは，28項目スコアの単純平均として求める。

DESは非常に簡便で，短時間に施行できるため，解離性障害のスクリーニング・テストとしても優れている。しかし，DESの点数は解離の重症度をみることはできても，診断名までは特定できない。一般人口に対して行われたDESの結果からは，解離傾向は低い人から高い人まで，連続していることがわかる。このことも解離が連続体であることの傍証となる。DESのみでは診断できないが，DESスコアで20または30以上をマークした対象には，面接で解離性体験について具体的に尋ねる方法がとられる[5]。また，DESスコアで高スコアをマークした対象には，先述したSCID-Dなどの構造化面接を実施す

ることにより，解離性障害の確定診断を行う場合もある。DESの点数が非常に高い場合，最も重症の解離状態である解離性同一性障害が疑われる。一般に，解離性同一性障害（多重人格）が解離性障害の中核をなすものと考えられているが，それについてのさまざまな調査では，DES得点の平均は41.4～60.3である[6]。原著者によれば，解離性同一性障害のスクリーニングには，30をカットオフスコアとした場合に，最も効率的となると述べている[5]。

DESの日本語版作成はいくつか報告されており[7～10]，梅末ら[9]は，DESの日本語版を作成し，J-DESと名付け，信頼性，妥当性の検討を行っている（J-DESの使用を希望する場合は，本書の著者でもある九州大学医学部精神神経科，梅末正裕氏に請求する必要がある）。梅末ら[9]は，J-DESを，199名の後期思春期群，40名の一般成人群，16名の統合失調症群，19名の解離性障害群の4群に施行し，J-DESが北米のDESと同等の優れた信頼性と妥当性を有することを明らかにした。また，各群のJ-DESスコアの分布から，解離性連続体仮説が，本邦においても妥当性を持つことを示した。

現在用いられているDESでは，被験者の回答形式は，先述の視覚的アナログスケールでの回答形式のものと，0％から100％まで10％ごとに11段階に分けられている数字を○で囲んで答える回答形式の二つのものが存在するようである。DESの具体的な項目には次のようなものがある。

---

「Dissociative Experience Scale（DES）」

1. 知らない場所をドライブしたり，あるいは知らない乗り物に乗っている自分に突然気づく。しかも，その途中の経過をはっきりと憶えていない。この経験の頻度を％で表すと，どれになりますか。

　　0％　10　20　30　40　50　60　70　80　90　100％

---

Bernstein EM & Putnam FW：Development, reliability, and validity of a dissociation scale. J Nerv Ment Dis 174：727-735, 1986.

成人を対象とした解離スクリーニング尺度は，妥当性が証明されている。しかし，若年者における解離スクリーニング尺度に関しては，1980年代初期から中期にかけて何人かの臨床家たちがそれぞれ独立に検討し，症状プロフィールを生み出している。その中で，Putnamは自身の作成した児童解離チェッ

リスト（Child Dissociative Checklist：CDC）について，1982年にその妥当性を検証している[11]。CDCは観察者報告尺度であり，最も普及したバージョン3では，20項目の質問項目に関して，3段階の尺度（「よく当てはまる」が2，「少しあてはまる」が1，「全く当てはまらない」が0）で答える形式をとっている。答える際は，そういうことが起こった時間枠として，現在および今から12ヵ月以前までとしてあるが，たとえば，縦断的評価や治療効果の尺度として使用する場合は，別の時間枠での使用も可能である。CDC得点は各項目の得点の合計であり，バージョン3では0から40までになるが，一般的なスクリーニングの目安としては12以上の得点は病的解離を示唆するものと考えてよく，病的解離としての診断名の特定のために，面接や心理検査などによる確定診断へとすすめてよいようである。CDCの具体的な項目には次のようなものがある。

---

「Child Dissociative Checklist（CDC），Version 3.0.」[12]
1. あったはずの苦痛な体験を思い出せなかったり，あるいは「なかった」と否定することがある。
0) 全く当てはまらない　　1) 少しあてはまる　　2) よく当てはまる

---

Frank W.Putnam：DISSOCIATION IN CHILDREN AND ADOLESCENTS. A Developmental Perspective. The Guilford Press, 1997.

青年解離体験尺度（The Adolescent Dissociative Experiences Scale：A-DES）は，CDCの使用経験が蓄積するに伴い，青年期への活用性の低さが露呈し，青年期の自己報告型の評価尺度の作成が求められるようになり，この需要に応えてJudith Armstrong, Ph.Dらによって作成されたもので，信頼性，妥当性も確認されている[13]。A-DESは30項目よりなり，解離性健忘，没頭，空想癖，離人と非現実感，被影響／被干渉体験，被解離性同一性体験の有無を調査するものである。回答形式は0から10までの尺度で，両端は「全然あなたに起こらない」なら0，「いつもあなたに起こっている」なら10で止めてある。A-DES得点は，各項目の得点を合計して，それを項目数の30で割ったものであり，全得点は0から10までとなる。A-DESとDESを大学生という同じ検査対象で実施すると，双方の得点はよく相関するという結果が得られている[13]。

さまざまな臨床群にA-DESを行った結果から考えると，得点4以上は解離の病理レベルを示すようである[13]。A-DESの具体的な項目には次のようなものがある。

> 「The Adolescent-DES (Version 1.0)」
> 1. 私は，テレビを見たり，読書をしたり，ビデオゲームで遊んだりし終えると，その間周りで何が起こっていたのかわからない。
>
>    0　1　2　3　4　5　6　7　8　9　10

Frank W.Putnam : DISSOCIATION IN CHILDREN AND ADOLESCENTS. A Developmental Perspective. The Guilford Press, 1997.
Armstrong, J., F.W.Putnam et al : Development and validation of a measure of adolescent dissociation : The Adolescent Dissociative Experiences Scale (A-DES). Journal of Nervous and Mental Disease. 1997.

## C. 心理検査による評価方法

　心理検査は，対象となる個人に対する心理アセスメントの方法の一つとして用いられており，その目的は，「能力の測定と鑑別診断」，「治療方針決定の手がかり」，「治療効果の判定」，「行動の予測と予後判定」という四つのものが挙げられる。実際に，日常臨床の場では，先述の目的に応じた多くの心理検査を，テスト・バッテリーを組んで用いている。

　最初にも述べたように，解離性障害の診断の際には，鑑別診断として，器質性疾患の除外，精神発達遅滞，発達障害などの確認が必要となる。原因疾患としてのてんかん，脳血管障害，アルコール，薬物乱用と，機能性疾患としての統合失調症，気分障害，感情障害，境界性パーソナリティ障害，外傷後ストレス障害（PTSD）の鑑別，また，児童期においては，行為障害，注意欠陥／多動性障害の考慮も必要である。

　こういった鑑別診断の手段の一つとして，必要な心理検査をテスト・バッテリーを組んで施行するというものが挙げられる。通常，鑑別診断に用いられるテスト・バッテリーとしては，知的側面についてアセスメントする知能検査，自己報告型質問紙の人格検査，投影法の人格検査とを組み合わせて用いることが多い。

ここでは，臨床場面で実際に用いられている知能検査としてウェクスラー系の知能検査，自己報告型の質問紙法の人格検査としてミネソタ多面人格目録（MMPI），投影法の人格検査としてロールシャッハ・テストの三つを取り上げ，紹介していくこととする。

## 1. 知能検査

　知的な側面についてのアセスメントは，知能検査を中心に行われる。臨床場面で用いられている知能検査には，さまざまなものがあるが，総合的な知的水準について推定し，能力に関する診断に役立つ情報を得るのに適した知能検査としては，ウェクスラー系の知能検査があげられるであろう。

　ウェクスラー系の知能検査には，3歳10ヵ月～7歳1ヵ月を対象とするウェクスラー就学前児童用知能検査（WPPSI：Wechsler Preschool and Primary Scale of Intelligence），5歳～16歳を対象とするウェクスラー児童用知能検査（WISC-Ⅲ：Wechsler Intelligence Scale for Children-Third edition），16歳～74歳を対象とするウェクスラー成人知能検査（WAIS-R：Wechsler Adult Intelligence Scale-Revised）があり，それぞれの適用対象に合わせて施行される。検査は，手引書の指示どおりに正確に実施することが肝要であり，それぞれの手引書を参照されたい[14～16]。

　Wechslerは，人間の知能の発達に影響している要素として，「言語」と「非言語」の二つをあげており，前者に対応して言語性検査を，後者に対応して動作性検査を設定し，その各々に下位検査を配している。そして，検査結果として，言語性IQ（VIQ），動作性IQ（PIQ），全検査IQ（FIQ）が算出される。言語性検査の問題は，一般的知識，一般的理解，算数問題，類似問題，数唱，単語問題などであり，動作性検査の問題では，符号問題，絵画完成，積木問題，絵画配列，組み合わせ，迷路問題などである。これらの各下位検査ごとに評価点（scaled score）を算出し，プロフィールに描くことで，知能構造を詳細に検討できるようになっている。そのため，単に知能構造の診断のみではなく，精神発達遅滞，学習障害や注意欠陥／多動性障害，精神障害，人格障害などに対しても，有効な臨床診断として活用できる。

　解離性障害の心理検査においては，解離性同一性障害，多重人格では人格検

査に重きが置かれ，知能検査の報告をしている解離性遁走や健忘でも，神経心理学的な検査の中の一つとしてという場合が多いようであり，解離性障害を主にウェクスラー系の知能検査によって検討している研究は少ないようである。その中で，梅沢ら[17]はWAIS-R知能検査における言語性IQ（VIQ）と動作性IQ（PIQ）のディスクレパンシーという個人内差を検討することが，解離性障害の診断や治療に役立つことを見い出しており，その報告では，解離性障害の症例において，PIQ＞VIQディスクレパンシーが非常に大きいという顕著な特徴が示された。この特徴は，全生活史健忘に関する宮本[18]の報告した症例でも，PIQ＞VIQディスクレパンシーが43点と非常に大きく，また，日野[19]の症例においては，PIQ—VIQディスクレパンシーはなかったが，「教育歴や文化的背景を反映しやすい課題では極端に出来が悪い」というコメントがついている。しかしながら，多重人格におけるWagner[20]の2症例では異なった報告がなされている。梅沢ら[17]は，多重人格以外の解離性障害では，PIQ＞VIQの大きさ，教育的要因の反映する言語能力の低さについて検討する必要性について述べている。

PIQ—VIQディスクレパンシーに関するその他の研究からは，両IQの差が8～10までは正常者にも見られ，臨床的には15，統計的には20以上の差がある場合に問題があるとされており，この差によって，適応障害の診断，人格評価が可能となることが示されている。WAIS-R知能検査では，言語性IQ＞動作性IQの場合は，右半球の障害，びまん性脳障害，精神病，うつ病，神経症を疑う必要があり，動作性IQ＞言語性IQの場合は，青年期の性格的異常，精神発達遅滞を疑う必要があるという結果も得られており，鑑別診断の一つの知見として有用といえる[21]。

先にも述べたように，この領域での知見はまだ少なく，PIQ＞VIQディスクレパンシーと解離性障害の臨床特徴との関連，また，性別，年齢，全検査IQ（FIQ）による影響，さらにPIQ＞VIQディスクレパンシーが解離性障害に特徴的なものかどうかを，他の障害との比較などによって，今後詳細に検討していくことが望まれる。

## 2. 質問紙法の人格検査

　質問紙法の人格検査は，人格の特徴についてアセスメントする検査であるが，患者の意識水準に依拠する検査であり，全てが患者の内省による自己判断に依存している検査であると言える。つまり患者が意識的に回答を歪めることができ，自我防衛的に自分をよく見せなければならない状況下では，特にこのような意識的歪曲が生じる可能性がある。また患者の内省機能自体がなんらかの障害を受けているために，その回答が歪められる可能性もある。そのため，患者の意識的判断と自我防衛，内省機能の状態に依拠しての判断結果であることに注目しなくてはならない。臨床場面で用いられる質問紙法の人格検査には多数のものがあるが，その中で人格特徴を査定するのに必要な情報を得るために適した検査として，ミネソタ多面人格目録（MMPI：Minnesota Multiphasic Personality Inventory）があげられる。

　MMPIは，HathawayとMcKinleyが1930年代後半から開発を進め，1942年に人格目録として完成させたものである。今日まで世界で最もよく使用され，研究論文数も多い。MMPIは，550項目から編成されており，それらの内容は，身体的経験，社会的・政治的態度，性的態度，家族関係，妄想や幻覚などの精神病理学的行動症状，人生経験など広範囲である。被験者は，各項目に対して「あてはまる（True）」か「あてはまらない（False）」の2件法で答える。原著者たちは，被験者の受験態度を査定する妥当性尺度と，精神病理を査定する臨床尺度という二つの尺度群を作成した。原著者らが当初目指したのは，MMPIによる精神医学的診断の客観化であったが，その狙いは成功しなかった。MMPIにおける各臨床尺度は，その尺度名が示す症状や，その精神医学的診断群が示す疾患を表す純粋な測度とは言えないことが明らかとなったのである。そのため近年は，臨床尺度の得点パターンと諸種の精神疾患群との関係を確かめる方向へ，被験者の人格特徴を査定する方向へと向かっていっている[22]。

　日本語版については，さまざまな研究者によって日本語に翻訳された版がいくつかあるが，正規に公刊されているのは，新日本版研究会の作成したMMPI新日本版（1993）[23]である。適用対象者は，手引書[24]によれば，16歳以上の文字が読める人であるが，近年では16歳以下の標準化資料も公表されているの

で，適用範囲は13歳程度まで広められている。ただし，新日本版の標準化[23]は，15歳以上の健常集団について行われている。カード形式でも冊子形式でも，教示は手引書に従って，定められた通りに行われなければならない。実施に要する時間は，45分から90分程度といわれている。採点は，回答用紙に採点盤をあてがって行い，各尺度の粗点を一般正常人からなる標準化集団のデータに基づいてT得点（標準得点）に換算する。次いで，各尺度のT得点の相対的位置関係を図示するためにプロフィールを描く。プロフィールは，横軸に尺度名，縦軸にT得点をとり，4個の妥当性尺度（？尺度，L尺度，F尺度，K尺度）間と10個の臨床尺度（心気症尺度（Hs），抑うつ尺度（D），ヒステリー尺度（Hy），精神病質的偏奇尺度（Pd），性度尺度（Mf），偏執性尺度（Pa），精神衰弱尺度（Pt），精神分裂病尺度（Sc），躁病尺度（Ma），社会的向性尺度（Si））間の位置を線で結んだ図である。

MMPIの解釈には，以上のような妥当性尺度，臨床尺度それぞれの尺度得点のほか，それら尺度間の相対的な位置関係からの情報も利用する。尺度プロフィールは，この情報を読み取るのに役に立ち，それら尺度間の関係を調べるためには，プロフィール全体のパターン，プロフィール内の特定尺度のパターン，コード・タイプ，プロフィール指標などが用いられる。

解離性障害に関するMMPIの知見は，解離性同一性障害に関するものがほとんどであり，安ら[25]は北米における知見をもとに，解離性同一性障害患者のMMPI所見の特徴として，妥当性尺度のF尺度と，臨床尺度の精神分裂病尺度（Sc）が高い点をあげている。一般にF尺度は「でたらめに答えたり，項目文章が理解できていない，検査に抵抗する，詐病などの場合のほか，いちじるしい精神障害が見られるとき，あるいは自分の悩みを大げさに訴えようとする場合」に高くなるとされ，また，精神分裂病尺度（Sc）は，統合失調症あるいは「ストレス状況下で混乱状態に陥っている場合」に高くなると言われている[22]。その他の本邦の報告においても，解離性同一性障害，多重人格の症例においては，同様の報告がなされているようであり[17]，加えて，福永[26]は，解離体験のcritical itemとされる156問「奇妙なことを何回もしでかして，後で何をしていたか覚えていないことが多い」と，251問「まわりで何がおこっているか全くわからなくなり何もできなくなったことがある」における回答や，詐

病のcritical itemの318問「責任のがれのために仮病をつかったおぼえがある」への回答にも注目すべき点を述べており，これらの指標が，解離性障害，特に解離性同一性障害，多重人格の診断の手がかりとなると論じている．

## 3. 投影法の人格検査

　投影法の人格検査は，質問紙法の人格検査同様，人格の特徴についてアセスメントする検査であるが，投影法は曖昧で多義的な刺激をどう受け取り，解釈し，表現するかを分析し，被検者の人格の諸特徴を推論しようとするものである．そのため，この検査では，嘘がつきにくく，人格の比較的深い層を対象とすることから，今日，臨床各方面の場で用いられる検査である．その中でも世界中の臨床現場で広く用いられ，また，解離研究の分野でも多くの知見が蓄積されている検査として，ロールシャッハ・テストがあげられる．

　ロールシャッハ・テストは，Hermann Rorschachによって1921年6月に公刊されたインクのシミを用いた検査である．ロールシャッハ・テストは，被検者の視知覚体験を視野（どこに見たか），刺激特性（どのような刺激特徴から見たか），そして内容（何を見たか）の三つの次元に分けて見ていこうとするものであり，あわせて体験の評価を行うものである．テストでは，視野を反応領域（location），刺激特性を反応決定因（determinant），そして内容を反応内容（content）と呼び，評価は反応の形態質の評価（形態水準）と反応の出現頻度（平凡反応）という2側面から行われる．

　実際の検査場面では，10枚のインクブロットを順に提示して，それが何に見えたかを問い（自由反応段階），刺激への反応という形で被検者の視知覚体験を明らかにする．自由反応段階では，ブロットが提示されてから反応が素早くなされるのか，あるいはじっくり時間をかけてかといった反応態度や，ストップウォッチを用いて反応時間も測定される（分析システムにより実施法は異なるため，包括システムでは反応時間の測定は行われない）．自由反応段階が終了すると，被検者の反応を正確に記号化するための質問段階に入る．質問段階では，反応領域と反応決定因，また反応内容についての不確かな部分を明らかにする質問が行われる．実際には，この段階では，被検者に反応について語ってもらい，検査者はその中から記号化に必要な情報を得ていくという作業と

表3 ロールシャッハ・テストによる解離性同一性障害（多重人格障害）の指標[29]

| Wagnerサイン |
| --- |
| 1. 少なくとも6つの運動反応（M＋FM＋m）があること |
| 2. 少なくとも2つの人間運動反応が質的に異なったものであること<br>　　　例：オーケストラを指揮している男 |
| 3. 少なくとも1つの運動反応が抑圧を反映したものであること<br>　　　例：男が子どもをたたいている |
| 4. 少なくとも3つの色彩反応があり，反応の決定因子として形態よりも色彩が優位であること |
| 5. 少なくとも1つの色彩反応は肯定的（例：赤い蝶ネクタイ）であり，もう一方が否定的（例：血）であること |
| Labottサイン |
| 解離の内の1つと分割に該当する反応が存在すること※ |
| 1. 解離（deissociation）<br>　以下の基準を満たすものを計数する<br>　（a）ベール，霧などを通してみることで，対象が明確でなかったりぼんやりとして非現実のものに見える。煙，雲あるいは霧のみが反応内容であるものは除く。<br>　　　例：雲に囲まれたか霧の中を歩いている人々，幽霊のような人の影<br>　（b）対象があいまいであるとか，ある特定のものから離れているなどといった言い方で，距離が誇張されるような異常な反応。知覚のあいまいさは飛行機から見た風景が小さくなるというような程度を越えている。<br>　　　例：ガスがかかった谷をのぞき込んではるか下に見える物みたいに見える人々，不吉に見える雲の後ろに遠く隠れて見える骸骨<br>　（c）図版の刺激が不安定で急激に変わるものとして体験される失見当識の感覚。通常の火や，爆発，火山の噴火を越えた動きが知覚されることで，異常で誇張された歪みが生じる。<br>　　　例：すさまじい嵐で後ろに引っ張られた人々の衣服，空中で前後にゆれながら螺旋を描いて動くもの |
| 2. 分割<br>　分割したり引きちぎられた人間像として言及される断片化。<br>　　　例：2つに割れている女性（彼女は真ん中で切られたがくっつこうとしている），人が分割してそれぞれ別の方向に分かれている |
| ※当初は，抽象的な人間以外の像が壊れたり，分割されたりする物も計数したが，サインの鑑別率を算出する際には人間が分割するという反応には含まれなかった。 |
| Barachサイン |
| 少なくとも2つの隠蔽と否定の反応があること |
| 1. 否定（Denial）反応<br>　質問中に，受検者が以下のいずれかをすること<br>　（a）自由反応段階で述べたことを否定する<br>　（b）自由反応段階で述べたものがどこにあるか分からなくなる<br>　（c）自由反応段階で述べたものを説明するのに作話する |
| 2. 隠ぺい（Hiding）反応<br>　自由反応段階か質問段階において以下のいずれかが述べられること<br>　（a）ブロットの中のものが他のものの後ろに隠れているとか，何かの後ろから現れるとか，ブロットの別の部分から現れると反応する<br>　（b）ある対象は，ブロットの別の対象に気づいていないという反応をする<br>　（c）仮面の反応 |

堀口寿広：ロールシャッハ・テストによる解離性障害の理解．臨床精神医学 29（11）：1423-1429，2000．

なる。そして，こういった一連の作業で得られた反応は，続いて，反応をそのままの形ではなく，ロールシャッハ言語に置き換えるという作業（記号化）により，さらに分析がなされていく。先述したように一つの反応は反応領域，反応決定因，反応内容という三つの次元に分けられ，記号化がなされ，分析，解釈されることとなる。

現在，このロールシャッハ・テストは被検者の心理構造を多面的に記述する有力な手段の一つとして，さまざまな領域で数多くの研究がなされてきている。そのなかで，人格障害に関する知見も本邦において馬場[27]がすでにまとめているが，その後も新たな研究結果が続々と報告されている。多重人格（解離性同一性障害）をはじめとする解離性障害についても，ロールシャッハ・テストを活用した研究が行われており，近年になり，本邦においても多数の報告がなされるようになってきた[17,25,26,28～30]。その中で上芝[28]は，ロールシャッハ・テストの論文から，多重人格の鑑別診断指標として，以下の三つのものを紹介している。一つ目は，Wagnerらのa）運動反応（M，FM，m）が多数，b）質的に異なるMが少なくとも二個，c）少なくとも一個の運動反応に圧迫感の投影，d）色彩反応が三個以上でかつ$CF+C>FC$，e）肯定的な意味合いの色彩反応と否定的なものがそれぞれ少なくとも一個，の五条件が揃っていること，二つ目は，Barachのa）反応の否認（否定），b）隠蔽的な反応内容の二点，三つ目は，Labottのa）分裂反応（分割），b）解離，である。また堀口[29]も，多重人格の反応特徴について紹介し（表3），ロールシャッハ・テストからみた解離性障害における解離のもつ意味について，「解離は自我の断片化を反映したものであり，心的外傷を心理的に統合することから生じる不安への防衛として起こるものである。」と考察を加えている。

以上のように，解離性障害における臨床評価については，現在，さまざまな知見が蓄積されてきている。解離性障害の診断，および，患者の症状や抱えている心の問題の理解のために，先述したような面接による評価方法，質問紙，評価尺度，心理検査による評価方法に習熟しておくことは，解離性障害の臨床に携わるものとしては，必要不可欠なことと思われる。

## 文　献

1) Ludwig AM : The psychobiological functions of dissociation. Am J Clin Hypn 26 (2) : 93-99 (1983).
2) Steinberg M : Structured Clinical Interview for DSM-Ⅳ Dissociative Disorders (SCID-D), Revised. American Psychiatric Press, Washington DC, 1994.
3) Steinberg M : Interviewer's Guide to the Structured Clinical Interview for DSM-Ⅳ Dissociative Disorders (SCID-D), Revised. American Psychiatric Press, Washington DC, 1994.
4) Bernstein EM & Putnam FW : Development, reliability, and validity of a dissociation scale. J Nerv Ment Dis 174 : 727-735, 1986.
5) Carlson EB & Putnam FW : An update on Dissociative Experience Scale. Dissociation 6 (1) : 16-27, 1993.
6) Ross CA : Dissociative Identity Disorder ; Diagnosis, Clinical Features, and Treatment of Multiple Personality, 2nd ed. John Wiley & Sons, New York (1986).
7) 岡野憲一郎：外傷性精神障害─心の傷の病理と治療─．岩崎学術出版，東京，1995.
8) 田辺肇：解離性体験と心的外傷体験との関連─日本版DES（Dissociative Experience Scale）の構成概念妥当性の検討─．催眠学研究 39 : 1-10, 1994.
9) Umesue M, Matuo T, Iwata N et al : Dissociative Disorder in Japan : A pilot study with the Dissociative Experience Scale and Semistructure Interview. Dissociation 9 : 182-189, 1996.
10) 梅末正裕：解離性体験尺度（Dissociative Experience Scale）について．中谷陽二編：精神医学レヴュー 22. ライフ・サイエンス，東京，pp98-101, 1997.
11) Putnam, F.W., and R.J.Lowenstein. : Treatment of multiple personality disorder : A survey of current practices. American Journal of Psychiatry 150 : 1048-1052. 1993.
12) Frank W.Putnam : DISSOCIATION IN CHILDREN AND ADOLESCENTS. A Developmental Perspective. The Guilford Press, 1997. 中井久夫　訳：解離．みすず書房，東京，2001.
13) Armstrong, J., F.W.Putnam et al : Development and validation of a measure of adolescent dissociation : The Adolescent Dissociative Experiences Scale (A-DES). Journal of Nervous and Mental Disease. 1997.

14) 日本心理適性研究所　編：WPPSI知能診断検査．日本文化科学社，東京，1969．
15) 東洋，ほか（日本版WISC-Ⅲ刊行委員会）訳　編著：日本版WISC-Ⅲ知能検査法．日本文化科学社，東京，1998．
16) 品川不二郎：日本版WAIS-R成人知能検査法，日本文化科学社，東京，1990．
17) 梅沢有美子，小林寿夫，大森晶夫，ほか：WAIS-Rにおける言語性IQと動作性IQの差が大きい解離性障害の2症例．臨床精神医学　29（11）：1415-1422，2000．
18) 宮本　洋：マルチ商法活動中に全生活史健忘を発生した1症例．臨床精神医学　29：87-92，2000．
19) 日野俊明：遁走を伴った全生活史健忘を呈した1症例．臨床精神医学　27：211-219，1998．
20) Wagner EE, Allison RB, Wagner CF：Diagnosing multiple personalities with the Rorschach :a confirmation. J Pers Assess 47：143-149, 1983.
21) 岡堂哲雄：ウェクスラー法．臨床精神医学2：933-939，1973．
22) 田中富士夫：MMPI．上里一郎　編，心理アセスメントハンドブック（第2版）．西村書店，新潟，97-110，2001．
23) MMPI新日本版研究会　編：MMPI新日本版実施マニュアル．三京房，1993．
24) Hathaway, S.R. & McKinley,J.C.：The Minnesota Multiphasic Personality Inventory Manual. Psychological Corporation, New York, 1951, 1967.
25) 安　克昌，小林俊三，井上浩一：解離性同一性障害と人格障害．精神科治療学14（7）：745-752，1999．
26) 福永知子：解離性同一性障害（多重人格障害）の一事例研究—ロールシャッハ・テスト，MMPI，YG性格検査による主人格および交代人格の心理特性分析—．ロールシャッハ法研究　3：37-50，1999．
27) 馬場禮子：人格障害の投映．福島　章，町沢静夫，大野　裕　編：人格障害．金剛出版，東京，404-423，1995．
28) 上芝功博：ロールシャッハ法からみた多重人格．精神療法，21（6）：533-540，1995．
29) 堀口寿広：ロールシャッハ・テストによる解離性障害の理解．臨床精神医学　29（11）：1423-1429，2000．
30) 青木佐奈枝：解離性同一性障害の症状推移とそのロールシャッハ反応—交代人格状態の変容を中心に—．ロールシャッハ法研究　7：74-88，2003．

（矢野里佳）

# V. 解離性障害と司法精神医学

　解離とは痛ましい記憶，恐怖など心的外傷に対する防衛として働き，圧倒的な恐怖，痛み，絶望などから自我を守る働きをする症状である。解離性障害，特に解離性同一性障害（DID）においては，心的外傷を与える体験として児童虐待が1980年頃からアメリカ合衆国において注目されている。幼児期の虐待，特に性的虐待とその後のPTSD，解離性同一性障害との関係は現在，論議の的である。また，解離性同一性障害については司法精神医学の立場から法廷において交代人格に対する法的責任能力の有無や病因としての心的外傷体験の確かさについて論争がおこっている。この論争は，治療における医原性交代人格の存在や，幼児期，小児期の心的外傷体験の記憶の再生に関係して，米国においては臨床家も法廷闘争へと巻き込まれている。本稿では解離の司法精神医学的問題について述べたい。

## A. 心的外傷体験がその後の子どもの発達に与える影響

　心的外傷と解離の密接な関連については以前から指摘されており，臨床家の多くは，心的外傷に関連する症状形成に際しては，解離が決定的役割を演じていると認識している。外傷体験となるかどうかは，外傷となりうる出来事の後に周囲から支持的な介入や援助を受けるか否かに左右される部分が大きいことは言うまでもない。しかし，もっとも信頼している近親者からの虐待は周囲から支持的な介入や援助を受ける事ができず，子どもにおいても外傷性精神障害の発症につながる。

　DID患者の多くが，小児期に重大な心的外傷体験，特に被虐待体験をもって

いると報告されている。1996年にRossらはDID患者236人のうちの約80％が小児期に親，同胞，近親者などから口唇的性交，性器的性交，肛門的性交という性的虐待を受けた経験を持ち，約75％が殴る，蹴るなどの身体的虐待を受けた経験を持っていると報告している[9]。Spiegelらは心的外傷と解離傾向の関連について，①人生早期の性的，身体的虐待と後年の解離現象には密接な関連がある　②幼児期に反復してひどい虐待を受けた人は，外傷体験が1度の人よりも解離を起こしやすい　③幼年期の解離は外傷となる圧倒的な出来事に対する防衛機制といえる[11]，とまとめている。

　心的外傷体験がその後の子どもの発達に与える影響についてTerrは単発の心的外傷によるものをⅠ型障害，多様に反復する長期間にわたる心的外傷に基づくものをⅡ型障害，および両者の入り交じるタイプを混合障害に分類し，成人期になってもさまざまな問題を生じうる可能性のあることを述べている[13]。Ⅰ型障害では，その1回の外傷体験については明確に記憶しているが，時に幻視を認め，時間の流れを誤って認識することがあるとされている。Ⅱ型障害では，外傷体験を否認，抑圧し，精神麻痺や解離をきたし，しばしば記憶を喪失する。自己感覚を消失し，自己催眠により苦痛から逃れ，時には激しい怒りを自己や他者に向けるとされている。臨床経験からしても，虐待体験がその後の子どもの発達に与える影響は，小学時代にはAD/HD様の症状が出やすいし，中学時代には行為障害，大人になるにつれて反社会的傾向に陥りやすい。さらに，思春期からヤングアダルトにかけての時期に，ささいな出来事をきっかけに解離が生じやすいように思われる。境界型パーソナリティ障害と幼少時の虐待体験の関連も注目されている。

## B．解離性同一性障害と犯罪
### ―蘇った記憶と偽りの記憶

　RossはDIDのほとんどが小児期に重大な心的外傷体験，特に被虐待体験を持っている[9]と述べているが，しかし，実際の治療において臨床家は現実的に

は何十年も前の虐待を直接に確かめる事は困難である。Bass は患者に虐待の記憶が無いとしてもそれは抑圧機制であり、臨床家の示唆や介入により小児期の虐待の記憶の回復が、症状の改善には必要であると述べている[2]。しかし、このような記憶の回復において治療を通じて蘇ったという幼児期の性的虐待の記憶が「蘇った本当の記憶」なのか、実際には無かったのに起こったと強く信じ込まされている出来事の「偽りの記憶」なのかという問題がある。近年米国医学会では、幼児期に受けた虐待の記憶が成人になって蘇える事に関して、その真偽をめぐる論争が展開されている。性的虐待の犠牲者や多重人格障害を治療する臨床家の立場から Kluft は解離性同一性障害の自験例 34 例のうち 19 例（56％）に虐待事実を確認したという[5]。一方で、実証的な臨床研究が示すように、長い間忘れ去られていたり抑圧されていたりした後に外傷体験の記憶を取り戻す事がある事も指摘されている。1980 年代から「蘇った記憶」に基づく患者の告発により米国では法廷闘争が繰り広げられているが、患者に告訴された家族が「偽りの記憶」を植え付けたと治療者を告訴して勝訴することも起こっている。

　他にも臨床家の関係する法廷闘争には DID 患者の犯罪行為における責任能力という問題がある。Allison によれば DID 患者に関して自験例 59 例（女性 46 例、男性 13 例）について男性の 73％、女性の 27％に殺人を含む暴力的な犯罪行為を認めたと報告している[1]。小児期の心的外傷体験により不当な暴力を受けた事への恨みや受け入れられない感情が、攻撃的な交代人格を形成する事の背景にあるのかもしれないと安は論じている。我が国においては DID の犯罪との関係についての関心は 1977 年ダニエル・キイスの「24 人のビリーミリガン[4]」によって火がついた。心理学者の面接中に 24 人の交代人格が登場し、鑑定においては小児期の虐待を病因とする精神異常として無罪となった実際に米国であった話をもとにした小説である。Saks はもし、DID と診断された場合には交代人格の犯罪を他の人格が償う事は出来無いと考え、病的酩酊時の行為無能力のように行為主体の記憶がなくなるため DID は法的には責任無能力としている[10]。しかし、中谷らによれば近年は臨床家による医原性多重人格の存在や、原因としての小児期の外傷体験の実証が出来ていないため法廷は DID 診断に対して懐疑的であると述べている[7]。

## C. 外傷と記憶に関する生物学的研究

　最近のこの記憶の論争から外傷体験と記憶に関する生物学的研究も飛躍的に展開している。LoewensteinはDID患者の幼児期の性的虐待例が慢性的に反復するストレスにより慢性PTSDの診断基準を満たす事も多いと述べている[6]。Bremnerらは幼児期の性的虐待によるPTSDの既往のある17例において左海馬の容積が対照群と比較して12％減少していたという海馬の形態学的な分析結果を報告している[3]。RauchらはPTSD患者にフラッシュバックを誘発した際，右半球の情動領域と視覚領域の活動性の著しい亢進と左半球のBroca領域の著しい活動性の低下を報告している[8]。今後も激しい論争が巻き起こされる領域ではあるが，心的外傷と記憶に関して最近の精神医学に求められているのは，精神病理学的な研究と生物学的な研究の連携であると思われる。

## まとめ

　解離状態における犯罪の責任を負うべきか，もしくはDIDにおいて交代人格のおかした犯罪の責任を他の人格は負うべきか否かは司法精神医学における重要な問題の一つで，今後の研究が待たれるところである。また，幼少時期の虐待の体験がその後の子どもの発達に与える影響についても，臨床研究と生物学的研究を積み重ねていく必要がある。しかし，臨床家はDID患者の苦悩と回復に焦点を当て続けるべきだということは忘れてはならないだろう。

### 文　献

1) Allison RB : Multiple personality and criminal behavior. Am J Forensic Psychiatry 2 : 32-38, 1981.
2) Bass ED : the Courage to Heal ; AGuide for Women Survivors of Child Abuse.

Harper & Row, NewYork, 1988.
3) Bremner JD, Randall P, Scott TM, et al：MRI-based measurement of hippocampal volume in patients with combat-related posttraumatic stress disorder. Am J Psychiatry 152：973-981, 1995.
4) Keys D：The Minds of Billy Milligan, 1981 —堀内静子（訳）：24人のビリー・ミリガン—ある多重人格者の記録．早川書房，東京，1992.
5) Kluft RP：The argument for the reality of delayed of trauma and memory；ClinicalandLegalContoversies,AppelbaumPS，etal（ed），pp25-57, Oxford University Press,New York, 1977.
6) Loewenstein RJ：Psychogenic amnesia and psychogenic fugue；A comprehensive review. American Psychiatric Press Review of Psychiatry, Tasman A, et al（ed），vol 10, 182-222, American Psychiatric Press，Washington DC, 1991.
7) 中谷陽二：多重人格と犯罪—米国のおける最近の動向．臨床精神医学 25：247-255，1996.
8) Rauch S, van der Kolk BA, Fisler R, et al.：A symptom provocation study of posttraumatic stress disorder using positoron emission tomography and stripe driven imagery. Arch Gen Psychiatry 53：380-387，1996.
9) Ross CA：Dissociative Identity Disorder；Diagnosis, Clinical Features, and Treatment of Multiple Personality, 2nd ed. John Wiley & Sons, New York,1996
10) Saks ER：Does multiple personality disorder exist?The beliefs, the data, and the law. Int J Law Psychiatry 17：43-78, 1994.
11) Spiegel D, Cardena E：Disintegrated experience；The dissociative disorders revised.J Abnorm Psychol 100：366-378, 1991.
12) Terr L：Childhood traumas；An outline and overview. Am j Psychiatry 148:10-20,1991.

（竹内今日生）

# VI. 急性ストレス反応(Acute Stress Disorder)
## ～心的外傷と解離を中心に～

　急性ストレス反応は，外的要因があり，それによって，うつ，不安反応，解離などの症候が引き起こされることをいう。ここで，外的要因とは，外傷的なストレスであり，身体に対する侵襲や生命の危機が自分にふりかかったり，それが他人にふりかかっているのを間近に体験したりするという出来事である。本稿では急性ストレス反応について論じたい。


## A．急性ストレスとは

　心的外傷に対する急性反応（Acute stress disorder，以下ASD）の中核は，解離症状であると考えられている。一番最初に起こる反応は否認であり，「何かの間違いだ」「こんなことが自分に起こるはずがない」と事実から目をそむける。そして，心的外傷となる出来事からうまく逃げられないでいると解離症状が起こってくるのである。Spiegelによると，非現実感と記憶の変容がみられ，感情麻痺，無関心，健忘，体外離脱体験などの症状が出現するという。体外離脱体験とは，外傷的な体験をしている自分自身から自分が離れ，「体験している自分」と「観察している自分」とに分かれてしまう体験のことである[5]。
　こうした特有の反応も，外傷的な出来事が終わると，すぐに治まっていくこともあるし，1，2日もしくは2～4週間のうちに治まっていくことが多い。しかし，それが長く続くと，侵入的な再体験，回避，過覚醒を中心とした生理学的変化を伴う精神障害が現れ，いわゆる外傷後ストレス障害（Posttraumatic stress disorder，以下PSTDと略）となる。ちなみにPTSDは，ASDとともに

「深刻なストレス反応，そして適応障害」の分類のもとにおかれている。DSM-Ⅳの基準では，ASDはPTSDとの鑑別の必要上，発症が外傷から4週間以内で継続期間も4週間以内であるという定義がなされている（図3）。**表4**には，ASDの診断基準を掲げている。

## B．力動的な理解

　上記の解離は，人間が自分の対処能力を超える苦痛にさらされたときに，事態を変えることができなければ自分を変えて，自分（自分の精神）を守るという防衛機制である。外傷的な出来事の際に，身を守って生き延びることができるという一面がある。これは外傷体験への適応を意味する。一方，それらの症状が社会生活ばかりでなく日常生活も邪魔するというデメリットが生じるようだと，適応の破綻と考えられる。こうした二面性を持っていることを忘れてはならない。

**図3　トラウマ体験と精神的反応**

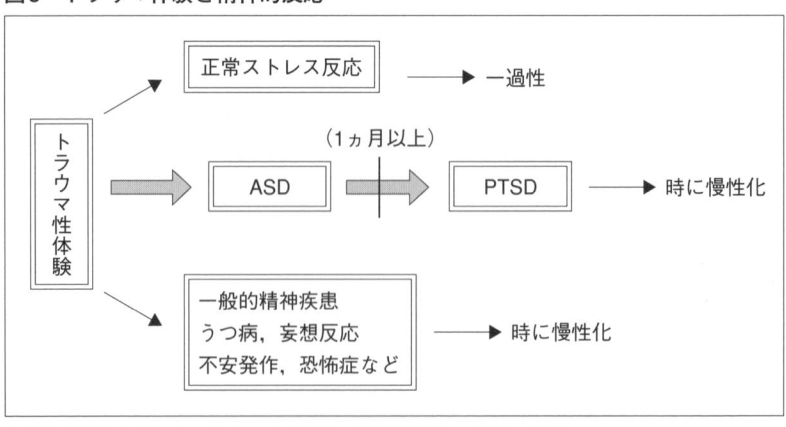

```
                  ┌─→ 正常ストレス反応 ──→ 一過性
                  │
                  │           (1ヵ月以上)
トラウマ性体験 ──┼─→ ASD ══╪══> PTSD ──→ 時に慢性化
                  │
                  │    一般的精神疾患
                  └─→ うつ病，妄想反応  ──→ 時に慢性化
                       不安発作，恐怖症など
```

金吉晴：PTSD（コア・ローテイション精神科．武田雅俊編），金芳堂，2004．

### 表4　308.3　急性ストレス障害　Acute Stress Disorder の診断基準[1]

A. 患者は以下の2つがともに認められる外傷性の出来事に暴露されたことがある。
　(1) 実際にまたは危うく死ぬまたは重傷を負うような出来事を，1度または数度，または自分の身体の保全に迫る危険を，患者が体験し，目撃し，または直面した。
　(2) 患者の反応は強い恐怖，無力感または戦慄に関するものである。

B. 苦痛な出来事を体験している間，またはその後に，以下の解離性症状の3つ（またはそれ以上）がある。
　(1) 麻痺した，孤立した，または感情反応がないという主観的感覚
　(2) 自分の周囲に対する注意の減弱（例："ぼうっとしている"）
　(3) 現実感消失
　(4) 離人症
　(5) 解離性健忘（すなわち，外傷の重要な側面の想起不能）

C. 外傷的な出来事は，少なくとも以下の1つの形で再体験され続けている：反復する心像，思考，夢，錯覚，フラッシュバックのエピソード，またはもとの体験を再体験する感覚，または外傷的な出来事を想起させるものに暴露された時の苦痛。

D. 外傷を想起させる刺激（例：思考，感情，会話，活動，場所，人物）の著しい回避。

E. 強い不安症状または覚醒亢進（例：睡眠障害，易刺激性，集中困難，過度の警戒心，過剰な驚愕反応，運動性不安）。

F. その障害は，臨床的に著しい苦痛または，社会的，職業的，または他の重要な領域における機能の障害を引き起こしている。または外傷的な体験を家族に話すことで必要な助けを得たり，人的資源を動員するなど，必要な課題を遂行する能力を障害している。

G. その障害は，最低2日間，最大4週間持続し，外傷的出来事の4週間以内に起こっている。

H. 障害が物質（例：乱用薬物，投薬）または一般身体疾患の直接的な生理学的作用によるものでなく，短期精神病性障害ではうまく説明されず，すでに存在していた第1軸または第2軸の障害の単なる悪化でもない。

APA：Quick Reference to the Diagnostic Criteria from DSM-IV-TR, 2000（高橋三郎，大野　裕，染矢俊幸　訳：DSM-IV-TR　精神疾患の分類と診断の手引．医学書院，2002．）

## C．生物学的な理解

　大脳生理学的レベルないし脳内の神経伝達物質の異常として解明されつつある。

　一つは，中脳の青斑核を中心とするノルアドレナリン系による脳のアラーム・システム（危機的状況を伝える神経伝達機構）が活動亢進を起こした状態であるという仮説である。外傷性ストレス障害においては，この系の慢性的な障害が起きていることが報告されている[4]。一方，アラーム・システムに拮抗する行動抑制系 behavioral inhibition system（BIS）と呼ばれるものの失調が，外傷性ストレス障害における驚愕反応を起こすと推測されている。van der Kolk[6]らは，外傷によるセロトニンの機能の低下と外傷性ストレス障害のフラッシュバックとの関連の可能性を指摘している。

　さらに，さまざまなストレスにおいて脳内麻薬物質（エンドルフィンその他）が分泌されることがわかっている。van der Kolk[7]らはまた，外傷性ストレス障害の患者が外傷的な状況に再び身をさらしたり自傷行為に及んだりするのは，内因性麻薬物質が関与していると推察している。

## D．治療

### 1．精神療法的アプローチ

　初期の治療の原則は，安全な治療環境を提供することである。次に，安全な中で，外傷体験を自我へと統合できるようにと試みることである。具体的な手段としては，除反応，脱感作，催眠などである。除反応 abreaction とは，十分に意識化されずにいる外傷体験を，その情動を表現，解放しつつ想起することである。安全な治療環境を与えられたうえで，徐々に体験を想起し，それにまつわる情動を扱えるだけ表現，解放していく。しかし，カタルシスを起こすことには慎重でなければならない。ゆっくり話し，本人がそれから離脱していく

ことが大事である。

　脱感作療法としては，その外傷の起きた場所に立ち戻ったり，それに関する写真や記事をみせたりなどの試みや，イメージ療法など，外傷の起きた状況をイメージにより再体験することを繰り返すことで，それに対する反応を軽減する方法がある。

　その他の具体的な治療的介入としては，患者に対する教育（外傷性の障害の持つ性質や治療経過について説明を行う）ないしはリラクゼーションの具体的な方法を指示する，などがある。

## 2. 薬物療法

　外傷性ストレス障害のための薬物療法は，心理的アプローチの補助として，あるいは対症療法として行われる。

　急性期ないしはフラッシュバックにおける症状，ないしは不眠を軽減するためには，少量のbenzodiazepine（clonazepamなど）が有効な場合が多い[2]。短時間型のbenzodiazepineは，断薬により離脱症状を引き起こし，症状を悪化させるためにあまりすすめられない。急性期に解離症状が頻発している状態では，主として自傷行為を抑えるために，抗精神病薬をはじめ，個々の患者に有効な薬物を選択する必要があろう。

　慢性期の外傷性ストレス障害に対して種々の抗うつ薬が有効であるとの報告がある[8]。三環系抗うつ薬，選択的セロトニン再取り込み阻害薬（SSRI）である。過覚醒，焦燥感などに対して，carbamazepine，sodium valproateなどが有効であるとの報告もある[2]。そのほか過覚醒や驚愕反応に対する$\beta$遮断薬（propranolol）や中枢$\alpha_2$刺激薬（clonidine）などが用いられる場合もある[3]。

　ただ，SSRIにしろ，抗精神病薬にしろ，即効性ではないから，それを考えて治療者―患者関係を良いものにして，本人に治療への期待をもってもらうようにすべきである。すなわち，どの薬物を用いる場合にも，信頼に基づく治療関係が成立していることが前提となることはいうまでもない。

## まとめ

　心的外傷となるような体験をしたとき，どのような治療をしたとしても体験の記憶そのものは消えない。したがって，心的外傷の治療は，心的外傷の記憶をなくすことではなく，そのような体験があっても，そこからまた生きられる，自分自身が対処できるという確かな感じを得ることであると考えられる。
　本章では，心的外傷と解離を中心に急性ストレス反応について，診断，病態についての心理学的理解や生物学的理解，治療などを概観した。

### 文　献

1 ) American Psychiatric Association：The Diagnostic and Statistical Manual of Mental Disorders, 4th ed. APA, Washington DC 1994．―高橋三郎，大野　裕，染矢俊幸（訳）：DSM-Ⅳ，精神疾患の診断―統計マニュアル，医学書院，東京 1995．
2 ) Davidson JR.：Biological therapies for posttraumatic stress disorder: an overview. J Clin Psychiatr., Suppl 9：29-32. 1997.
3 ) Kolb, LC., Burris, B., Griffiths, S.：Propranolol and clonidine in the treatment of chronic posttraumatic stress of war. Posttraumatic stress disorder.（ed. by van der Kolk, BA.），Amerincan Psychiatric Press, Washington, DC, 97-107, 1984.
4 ) 岡野憲一郎：重度ストレス反応と適応障害―臨床精神医学講座 5―神経症性障害・ストレス関連障害，田代信維ら編：395-404, 1997.
5 ) Spiegel D：Dissociation and trauma. American Psychiatric press Review of Psychiatry, Tasman A, et al（ed），vol 10, 261-275, American Psychiatric press Washington DC, 1991.
6 ) van der Kolk BA, Saporta J：The biological response to psychic trauma；Mechanisms and treatment of intrusion and numbing. Anxiety Res 4：199-212, 1991
7 ) van der Kolk BA：Dissociation and information processing in posttraumatic stress disorder. Traumatic Stress；The effects of Overwhelming Experience on Mind, Body, and Society, van der Kolk BA, et al（ed），303-327, Guilford Press, New York, 1996.

8) Zohar J, Westenberg HG.: Anxiety disorders: a review of tricyclic antidepressants and selective serotonin reuptake inhibitors. Acta Psychiatr Scand Suppl. 403: 39-49. 2000.

(河野医院　河野耕三)

# VII. 解離性健忘(Dissociative Amnesia)

## A. 定義

　解離性健忘とはストレスとなる体験または外傷的な体験に続いて起こる可逆性の逆行性健忘であるが，まれに一生回復しないこともある。社会的知識や一般知識は保たれているにも関わらず自己の経験や個人的に重要な情報の記憶を選択的に想起できない状態である[1]。解離性健忘（以前は心因性健忘）は健忘の程度や範囲により，①局在性健忘　②選択性健忘　③全般性健忘　④持続性健忘　⑤系統的健忘　の五つに分類される（表5）[2]。
　DSM-Ⅳ（表6）や国際疾患分類ICD-10（表7）では解離性障害に分類されている。解離性健忘は記憶保持における問題は認められず新たなエピソードや情報を学習することにも支障はない。通常の物忘れでは説明がつかず，器質性病変の存在や中毒の既往も否定される。

**表5　心因性健忘の類型**[2]

| |
|---|
| **局在性健忘**<br>　ある期間に関する出来事の想起不能 |
| **選択性健忘**<br>　ある期間の出来事のすべては想起不能だが，一部は想起可能である |
| **全般性健忘**<br>　患者の全生活史の想起不能 |
| **持続性健忘**<br>　ある出来事が生じた後から今までの出来事の想起不能 |
| **系統的健忘**<br>　あるカテゴリーに属する記憶（たとえば，ある家族や特定の人物に関するすべての記憶）の喪失 |

Loewenstein RJ：Psychogenic amnesia and psychogenic fugue；A comprehensive review. The American Psychiatric Press, Washington DC, 1991.

表6　300.12　解離性健忘の診断基準[4]

A. 優勢な障害は，重要な個人的情報で，通常外傷的またはストレスの強い性質を持つものの想起が不可能になり，それが余りにも広範囲にわたるため通常の物忘れでは説明できないような，1つまたはそれ以上のエピソードである。

B. この障害は解離性同一性障害，解離性とん走，外傷後ストレス障害，急性ストレス障害，または身体化障害の経過中にのみ起こるものではなく，物質（例：乱用薬物，投薬）または神経疾患またはその他の一般身体疾患（例：頭部外傷による健忘障害）の直接的な生理学的作用によるものでもない。

C. その障害は，臨床的に著しい苦痛または，社会的，職業的，または他の重要な領域の機能における障害を引き起こしている。

American Psychatric Association：Diagnostic and statistical manual of mental disorders, fourth edition, text revision. APA, Washington DC（2000）—高橋三郎，大野　裕，染矢俊幸（訳）：DSM-IV-TR，精神疾患の診断・統計マニュアル．医学書院，東京，2002．

# B. 歴史

　解離性健忘，解離性遁走はヒステリー症状の一つとして19世紀末から20世紀初頭にかけてCharcotやJanetらによる記載が認められる。初めての統計学的な研究はAbelesとSchilder（1935）によるものであり，彼らはベルビュー病院精神科に入院した全患者のうち63例すなわち0.26％が心因性健忘であったと報告している。またStengel（1941）は25例の遁走患者を調査しそのうち40％はてんかんに関係しており，遁走に合併してアルコールや脳器質性障害，気分障害などを併発していることを指摘した[3]。

　本邦では1950年，谷の報告を初めとして，その後塩入らによって初めて全生活史健忘と名づけられてからは徐々に症例数が増えていき，これまでに70例程の報告がある[3]。

表7　ICD-10診断基準[5]

**F44.0**
　主要な病像は通常，最近の重要な出来事の記憶喪失であり，器質的な精神障害に起因せず，通常の物忘れや疲労では説明できないほどに強い。健忘は，事故や予想外の死別などのようなトラウマ的な出来事に関係し，通常は部分的かつ選択的である。健忘の範囲と完全さは日ごとに，また診察者間でしばしば異なるが，覚醒している状態では想起できない持続的な共通の核が存在する。完全で全般化した健忘はまれである。通常遁走の部分症状であり，もしそうであるなら，そこに分類するべきである。
　健忘に伴う感情の状態はきわめて多様であるが，しかし重症の抑うつはまれである。困惑，苦悩，さまざまな程度の人の注意を惹く行動がはっきりと認められることもあるが，時には落ち着いた対応も目立つ。若年成人に最も一般的に起こり，最も極端な例は通常戦闘上のストレスにさらされた人に起きるものである。非器質性の解離状態は老年者ではまれである。目的のない，狭い地域の徘徊が認められることがあるが，それは通常自分を構わない状態を伴い，1日ないし2日以上続くことはまれである。

**診断ガイドライン**
　確定診断には以下のことが必要である。
　(a) トラウマ的あるいはストレスの多い性質の最近の出来事（これらの点ついては患者以外の情報提供者がいるときにのみ明らかになることがある）に関する，部分的なあるいは完全な健忘。
　(b) 器質性脳障害，中毒，あるいは過度の疲労が存在しないこと。

〔鑑別診断〕
　器質性精神病では，通常神経系の障害を示す他の徴候があり，加えて明らかで持続的な意識障害，失見当識，動揺する意識水準などの徴候がある。考えられる何らかの外傷的な出来事や問題とは無関係に，ごく最近の記憶の喪失は器質的状態により典型的である。アルコールあるいは薬物の乱用に基づく「ブラック・アウト」は乱用の時期に密接に関連し，失われた記憶は決して回復しない。即時想起は正常だが，たった2，3分後の想起が出来ない短期記憶障害という健忘状態（コルサコフ症候群）は解離性健忘においては認められない。
　脳震盪や重症の頭部外傷に続く健忘は通常逆向性だが，重症例では前向性のこともある。解離性健忘では前向性がほとんどである。解離性健忘だけが催眠術あるいは徐反応によって変化しうる。てんかんにおける発作後の健忘や，分裂病やうつ病に時折みられる昏迷あるいは緘黙症のような他の状態は，通常は基盤にある疾患の他の特徴によって鑑別できる。
　最も鑑別が困難なのは健忘の意識的な模倣（詐病）であり，病前の人格と動機の評価を繰り返し詳細に行うことが要求される。健忘の意識的な模倣は，金銭，戦死の危険，あるいは禁固刑や死刑の宣告の可能性といった明確な問題と通常関連している。

　　＜除＞アルコールあるいは他の精神作用物質による健忘性障害（F10-F19の第4桁が.6のもの）
　　　　　特定不能の健忘（R41.3）
　　　　　前向性健忘（R41.1）
　　　　　非アルコール性器質性健忘症候群（F04）
　　　　　てんかんの発作後健忘（G40.-）
　　　　　逆向性健忘（R41.2）

World Health Organization：The ICD-10 classification of mental and behavioral disorders：clinical descriptions and diagnostic guidelines. WHO, Geneva（1993）―融道男，中根允文，小見山実ほか（監訳）：ICD-10　精神および行動の障害　臨床記述と診断ガイドライン．新訂版医学書院，東京，2005．

## C. 疫学

　解離性健忘の有病率については不明である。しかし，解離性遁走の有病率は0.2％とされている[3]。解離性健忘は男性よりも女性に多く，高齢者よりも若年成人に起こりやすいと考えられている。またストレス状況下や外傷的な状況で起こるといわれており，戦争や災害下で発生率が増加する。配偶者の虐待や幼児虐待など家庭に問題のある解離性健忘の数はおそらく一定していると考えられている[6]。わが国では全生活史健忘が多く多重人格障害が少ないのに対して，北アメリカでは全く反対の現象が見られ，解離性障害といえば多重人格障害やその辺縁の障害を示し，解離性健忘は古典的な解離性障害といわれるほどである[3]。

## D. 症状と経過

　解離性健忘は通常は単一エピソードであり，エピソード記憶の選択的な障害であり，個人的な情報に関する記憶を想起できないものをいう。持続時間は解離の程度や範囲によって異なり，数時間から数ヵ月であるが，時には年単位のものもある。解離性遁走の場合には新しい同一性のまま，新しい名前，新しい住所で日常生活の複雑な業務を遂行していることもある。高橋らは健忘が長期化する要因として，(1) 強い希死念慮，(2) 遁走をともないその持続も長い，(3) 健忘時に一過性の性格変化を認める，(4) 部分的な新たな同一性の獲得，(5) 生活史上の持続する強い葛藤状況，(6) 保護された時点で家族の所在が不明，の六つを挙げている[7]。解離性健忘に伴う感情状態としては，落ち着いた対応，不安や困惑，苦悩など多様であるが，強い抑うつ気分は少ないと考えられている。随伴症状としては，頭痛，胸内苦悶，難聴，下痢などの身体症状や，失声，失立・失歩，視野狭窄，知覚異常などの転換症状，そして離人症などを伴うことがある。

全生活史健忘はほぼ一定に推移し，①意識水準の低下を認め，しばしば遁走を認めるという先行する意識障害期　②活動性が低下した受動的態度が目立ち，生活史のみならず一般的知識の障害も認められるといった無知受動期　③次第に一部の記憶を取り戻す時期　④健忘に対して無関心を示すという独自の態度を取る情緒安定期　⑤回復後に生じる不機嫌抑うつ期の5期の臨床経過に分類されるという山田らの指摘が一般的なモデルとされてきた[8]。大矢らは8症例の検討をもとに全生活史健忘は山田らの臨床経過に沿うものと，臨床経過が複雑で不安定に推移するものとに二分できると述べ，前者を全生活史健忘の単純経過型，後者を不安定経過型とする類型化を提唱している[9]。

　高橋らは従来の文献報告から全生活史健忘の一般的な特徴を以下のようにまとめている[10]。

1）好発年齢は10代後半から20代の比較的若い年齢層で，男女比は2：1である。
2）表面的には対人交流が多く明るく親しげに振舞うが，適切に自己主張することが出来ない。受動的で，現実の問題を合理的に解決できず，容易に現実逃避的，抑うつ的あるいは自己破壊的になるといった病前性格を認める。一見仕事熱心で社会適応がよく，特に大きな問題がないと思われる症例でも，表面的な対人関係にとどまり社会的に孤立していることが多い。顕揚性性格傾向や虚言癖を指摘する報告もある。
3）知能は平均以上の例が多い。
4）慢性の持続葛藤状況ともいうべき，特有の準備状態（家庭内の不和，貧困，経済的な問題，失業，犯罪，性的な問題，進学の問題，失恋，離婚，病気，怪我，近親者の死，社会適応不良など）を認める。
5）慢性の持続葛藤状況こそが，全生活史健忘の発生に重要で，健忘発生の直接の契機は必ずしも特定できるものではなく，ごく些細な出来事であることも多い。
6）多くの例で遁走を認める。
7）自己の健忘に対し無関心な独特な態度をとることが多い。
8）典型例では，短時間に自然回復する傾向がある。大多数が数ヵ月以内に回復する。

9) 健忘出現前，あるいは健忘からの回復前後に抑うつ状態を呈することが多い。
10) 麻酔面接や催眠で，事実と一致せずいちじるしく歪曲された供述を得ることがある。
11) 知覚異常，失立，失歩，視野狭窄，失神，めまいといったさまざまな転換症状を合併することがある。頭痛や離人症も認める。
12) 次のような病像の変遷をたどる。
    a) 先行する意識障害期（しばしば遁走を認める）
    b) 無知受動期（活動性の低下と受動的態度が前景に立ち，一般的知識についての健忘も認める）
    c) 次第に生活史以外の日常知識を取り戻す時期
    d) 特有の情緒安定期
    e) 回復前後の不機嫌抑うつ期

# E. 診断と鑑別診断

　解離性健忘の診断については鑑別診断が重要であり，痴呆やせん妄，脳損傷，脳震盪後の健忘などの器質的疾患を除外しなければならない。器質的疾患の原因疾患として，てんかん，脳血管障害，アルコール・薬物乱用が挙げられる。機能性疾患としては，統合失調症や気分障害が挙げられるが，特に躁病の場合にはしばしば放浪が認められ，解離性遁走との鑑別が必要となってくる。また詐病や反社会性人格障害の患者における二次的疾病利得によって起こるものを鑑別することも必要であり，これらの他の疾患が否定された上で，下記の診断基準を満たすものを解離性健忘と診断する[6]。
　DSM-Ⅲ-Rでは心因性健忘と呼ばれていたが，DSM-Ⅳでは解離性健忘と訂正され**表6**に示す診断基準が定められた。

## F. 治療

　解離性健忘の治療において健忘発症の契機となった出来事は単なる刺激であり，表面的な誘因の背後に隠れている深い葛藤があることを忘れてはならない。健忘症状は破局的な体験からの防衛の一つであるため，表面的には不安・焦燥感や抑うつ気分，希死念慮を認めないことが多い。そのため，安易に記憶の回復を図ることは患者の防衛を崩し，患者を無防備のまま苦痛に満ちた現実に引き戻すことになりかねない。それは非治療的であり，再び外傷体験となり，潜在していた抑うつ気分を深刻化させ自殺へと追い込む危険性も高くなると考えられている。治療の目的としては失われた記憶の回復と健忘の要因となった心的外傷からの回復が考えられる。そのためにはまず，失われた記憶が何なのかを詳細に問診することが重要である。患者の生活史や現在の生活状況を詳しく聞き，何をどの程度忘れており，健忘していることでどのようなことに困っているのかを検索していく。その際，記憶が断片的に夢に現れることもあるため夢の話題をきっかけに自由連想してもらうことで重要な情報源を得ることもある。記憶の欠落に関して患者は不安を感じ苦悩することもあるが，多くは「麗しき無関心」を示す。

　一般的には保護的で支持的な態度をとりながら家族との接触を図るという環境調整に重点をおくことで，記憶の回復そのものは比較的円滑に得られることが多い。その上で，ステレオタイプで柔軟性を欠き，逃避に傾きやすいといった性格傾向への精神療法が必要となってくるが，多くの場合記憶を回復した時点で治療動機を失い治療の場を離れてしまうことがある。そういったことが起こらないように，当初から記憶の回復だけが治療の目的ではないことを十分に話し合っておく必要がある。

　健忘を認める間は，患者が心身の消耗を癒し現実に直面して受容するまでの猶予期間であるという視点が必要であり，無理な記憶の回復を図らないことが求められる。

　その他に催眠や電気けいれん療法（electroconvulsive therapy ; ECT）やバルビタール系薬物の静脈注射を用いた面接などの治療法が一般的に報告されて

いる。本邦においても全生活史健忘の症例にECTを施行したという報告が3例程ある[11]。これまで安易に麻酔面接や催眠療法などで記憶の回復を図ることは，患者の防衛を崩すことであり，患者を無防備のまま，苦痛に満ちた現実に引き戻すため自殺の危険性を高めると考えられてきた。しかし，麻酔面接はその効果が劇的なことが多く，麻酔面接の効用と限界を患者に充分説明するとともに，記憶の再生だけにとどまらず，記憶回復後の環境調整を心がければ，薬物面接は全生活史健忘の有力な治療法となると考えられる。以下に遁走を伴った解離性健忘患者に対して薬物面接を施行した症例を提示する。

# G. 症例

**症例** 50歳 既婚女性 主婦

ある日，高速バスに乗り隣県まで来たが，無賃乗車であったため交番へ連れて行かれた。しかし，「自分が誰だかわからない。質問をされると頭が痛い。」というのみであった。所持品は現金70円，眼鏡，腕時計，ティッシュのみであり身分を証明するものが何もなかったため，警察から精神科救急システムを介して精神科病院へ入院となった。入院時の血液，尿，生化学検査，神経学的検査にて異常を認めず，頭部CTにても年齢相応な脳の萎縮以外に異常はなく，脳波でも特に異常はなかった。11Hz前後の$\alpha$波が後頭部優位に出現し，傾眠傾向が強くspindle humpを認める以外異常波は認めなかった。

解離性障害の診断で，Lorazepam 1.5mg, Sulpiride 300mg, Chlorpromazine 50mg, Nitrazepam 5mg/日を処方し，身元確認を各方面に依頼するとともに支持的な面接を行った。その後，本人の同意を得た上でアモバルビタール面接を行ったところ，住居や家族といった辺縁的な記憶の回復をきたし，後に氏名や年齢，電話番号などを思い出し，家族との連絡が取れ，退院となった。後の家族からの情報では，2人同胞の第2子，長女であり，3つ上の兄がいる。17～18年前に離婚したが離婚の原因については不明。娘が1人と息子2人。次男は離婚した夫と一緒に生活。発病までは独居でパート生活であった。両親は健在

で母親とは定期的に連絡を取っていたという．失踪前に母親へ電話をかけておりその中で「私，もうだめやわ．」と話していたという．その電話を心配して自宅に様子を見に行ったところいなくなっていたという．

## 文 献

1) Manual of Psychiatric Therapeutics, 2nd ed. Shader RI ed. Little, Brown and Company 1994. 井上令一，四宮滋子，監訳：精神科治療マニュアル．メディカル・サイエンス・インターナショナル，東京，1995.
2) Loewenstein RJ：Psychogenic amnesia and psychogenic fugue；A comprehensive review. The American Psychiatric Press, Washington DC, 1991.
3) 大矢　大：Ⅳ解離性（転換性）障害，A．病因―臨床精神医学講座 5，神経症性障害・ストレス関連障害，松下正明　編．中山書店，東京，1997.
4) American Psychatric Association：Diagnostic and statistical manual of mental disorders,fourth edition,text revision. APA, Washington DC, 2000. 高橋三郎，大野裕，染矢俊幸，訳：DSM-Ⅳ-TR，精神疾患の診断・統計マニュアル．医学書院，東京，2002.
5) World Health Organization：The ICD-10 classification of mental and behavioral disorders：clinical descriptions and diagnostic guidelines. WHO, Geneva, 1993. 融　道男，中根允文，小見山実，ほか監訳：ICD-10　精神および行動の障害　臨床記述と診断ガイドライン，新訂版医学書院，東京，2005.
6) Kaplan and Sadock's Synopsis of Psychiatry：Behavioral Sciences, Clinical Psychiatry, 7th ed, Kaplan HI, Sadock BJ, Grebb JA ed, Lippincotte Williams and Wilkins, Philadelphia, 1994. 井上令一，四宮滋子，監訳：カプラン臨床精神医学テキスト．医学書院，東京，1999.
7) 高橋祥友：長期間にわたる全生活史健忘を呈した2症例．臨床精神医学 15(9)：1535-1541，1986.
8) 山田　治，木村　駿：全生活史健忘の臨床的研究．精神神経学雑誌 66：800-817，1964.
9) 大矢　大：全生活史健忘の類型化とその治療的意義について．精神神経学雑誌 94：325-349，1992.
10) 高橋祥友：全生活史健忘の臨床的研究．精神神経学雑誌 91：260-293，1989.
11) 高田千華，東　和也，西村良二：全生活史健忘患者に対するイソミタール面接施

行についての1考察.福岡大学医学紀要 32：7-12, 2005.

（高田千華）

# VIII. 解離性遁走(Dissociative fugue)
## ―プライマリーケア医のための診療ガイドライン―

　解離性遁走とは，失踪（場所の移動）＋健忘症状として社会一般に認識されている病態である。耐え難いストレスから逸れようと悩み苦しんでいる人は，その状況から逃げ出してすべてを忘れたいと願うが，この願望を文字通り実行したのが解離性遁走である。解離性遁走の人は『ベニスの商人』のラウンスロット・ゴッホのように無意識のうちに旅に出て，放浪者になったりする。一つの耐え難い状況から，身体ごと逃亡できて，それについてすべて忘れられるとき，この逃走を遁走（フーグ）と言うことができよう。

## A．疫学

　それほど頻度の多い疾患ではなく，一般人口においてもその有病率はせいぜい0.2％程度であるといわれている[1]。解離性障害の一種である「多重人格（解離性同一性障害）」と同様に，精神科医にとっても珍しい症例といえよう。
　ここでは，精神科医ではないプライマリーケア医が救急，当直，外来においてどのように診察をすすめたらよいのかを見ていく。まず，大まかな経過がつかみやすいように症例を提示する。

## B. 症例

**症例** 31歳 男性

[主訴] 以前のことが分からない。

[病歴] A県生まれ。元来まじめな性格で消極的。人付き合いは少ない。K大学デザイン科を卒業後，B県の家具会社に就職。父親の退職を機に地元であるF県に戻り，インテリア会社に就職。どちらの会社でも，仕事をこなしきれないことがあり，会社に行くと微熱，吐き気がでたりしていたが，家庭では疲れたそぶりは見せなかった。平成X年Y月9日まではいつものように出社。Y月10日は子供の運動会に参加。翌日も遊びに出かけたりしていたが，Y月12日7時20分頃，仕事に出たきり自宅に戻らず。同日23時頃，約200km離れたC県C市の海岸沿いの歩道で，びしょぬれ状態で倒れているところを発見される。 混乱，過呼吸，震え，下腿の擦過傷など認め，D病院に入院となる。意識は数時間で回復したが，自分に関する記憶が全く無かった。同県の精神保健センターで検査などを受けるが，その後，記憶が戻らないことで，「死にたい」と自殺を試みる直前に自宅の住所，名前を思い出す。それがきっかけで身元が判明し，Y月28日，ようやく家族と再会。しかし，記憶が戻らぬため，精査，治療目的にて，Y月29日E大病院精神科受診し，入院となる。

[既往歴] 最初の就職で気胸になり，ストレスによるものといわれた。

[入院時現象] 入院時は意識清明，知能は標準，生活史以外の記憶は良好。緊張強く，感情表出を抑えているような印象であった。

[入院経過] 1週目：状態観察のため不眠時薬のみの処方で対応した。患者はかたくなで，不眠，拒食。入院をさせられた，と被害的にとらえていた。また，入院のオリエンテーションでもちぐはぐな対応が見られ，混乱している様子であった。

2週目：現状を理解したのか混乱は軽減した。小学校時代，家族の顔などの記憶は戻ってきたが，対応は依然かたくなで，感情表出を抑えている様子であった。当初の拒絶的な様子は減り，従順さがでる。本人の希望もあり外泊も行った。

3〜4週目：支持，休養を中心とした治療。前回の外泊も問題なかったため，本人の希望で1週間程度の外泊を行った。外泊中は過剰適応の印象であった様子。この間に学生時代の記憶までは戻ったが，ここ数年の記憶はまだ戻らないという状況であった。しかし，病棟より自宅の方が気持ちが休まるとの希望あり，<u>遁走の契機となる出来事などは分からぬまま退院となった</u>。

[退院後経過]
　症状はありながらも，思い出すため，職場には週に2，3回の頻度で出勤。外来では，<u>イソミタールなどを用いた面接は行わず，支持，休養を最優先とし，自然に記憶の回復を待ったが，発症以前の2，3年の主要な部分に関する健忘は持続</u>していた。感情を表に出すことは少なく，<u>内的な抑うつ傾向の強さが伺えた</u>。平成X＋1年4月で病欠期間が切れること，発症後時間がたち，4月が近づくにつれ，期待していたほど思い出せないことに関する<u>焦りが目立つよう</u>になった。
　平成X＋1年4月より主治医交代。<u>発症から半年ほどであったが，思い出すペースが停滞気味。朝から意欲が出ない，熟眠感がない，肩凝り，頭痛がひどいといった抑うつの症状が語られ，それらが遁走前からみられていた事が明らかになる。</u>　「会社に出て仕事の手順を徐々に覚えてきているが，思い出しているのか，新しく書き込んでいるのか，自分でもどっちか分からない」，と表現。なんとか，休職期間を3ヵ月延長してもらい，新たに，<u>自由連想の形式での面談セッティングをスタート</u>。2週に一度，一回およそ1時間，患者が横になり連想を行った。連想が途切れる場合は，時折治療者が促したり，新たなテーマを提示して連想してもらったりという形で治療がすすめられた。そのなかで，仕事に関する一部の記憶，および，妻との結婚前後の話が特に思い出せない事が明らかになった。7月半ばには，「取引先の人の事を考えていたら急にここ1年ぐらいの仕事の事を思い出した，それで，このままならなんとかかなりそうという自信が出てきた。でも，このまま自分がこんなになってしまった原因のような部分まで思い出してしまうのじゃないか，もしそうなったら自分は耐えられるんだろうか？　とも不安になった。夜中に何度か眼がさめた」と，<u>記憶を取り戻す事への恐怖心，不安が語られた</u>。一方8月に入るころには，職務内容はだいぶ思い出し，同僚にもだいぶ前と同じに戻ったと声をかけられ，

「まあ，なんとかなるんじゃないかと思いました」，と自信も回復してきていた。
　しかし，折しも不景気で社会全体にリストラという言葉がすっかり浸透してしまった時期でもあり，本人の自信，期待とは裏腹に，8月末をもって退職となってしまった。自分では，大丈夫であろうと思っていた事もあり，しばらくは落ち込んだが，以前より相談していた親類の経営する会社で働かないかと声をかけられ，新しい仕事についた。同時に，早く復職しなくては，記憶を思い出そう，という気持ちがなくなった分だけ，気は楽になった，と報告がなされた。
　新しい職場に移ってからは，月に一度の診察となるが，回を追うごとに，表情が明るくなり，以前の仕事と違い，身体を動かすし，ちょっと失敗してもすぐやりなおせるからいい，とすぐに適応した様子であった。処方も，腰痛用の湿布薬程度となる。その後結局，新しい職場に移った後の4度目の診察で「妻と喧嘩して，『本当は思い出してるんじゃない？』といわれた。自分だって思い出したい。あの時は，仕事が嫌だったのか，家族が嫌になったのか，それとも全部合わせてだったのか，でも，家族の事が嫌であんなになったのだったら恐い，思い出したくない」と語ったのを最後に，仕事が忙しいという事で面接が途切れ，そのまま治療終決となる。その後，念のために引き継いでおかれた次の主治医の後も訪れた形跡はカルテにはない。
（なお記載に関しては，担当医の記載をできるだけそのまま引用している。解離性遁走で見られる頻度の高い事項には分かりやすいように下線を引いている。）

　上記の症例の経過を参考にしながら，診断，治療の流れを見ていくこととする。なお，プライマリーケア医のために，実際に精神科にて行われる治療について簡潔に述べる。

# C. 診断と分類

　本書の主題からもお分かりいただけるように，世界保健機関（WHO）の国

際疾病分類第10改訂版（以下，ICD-10）の，「精神および行動の障害」領域においては，解離性遁走は「神経症性障害，ストレス関連障害および身体表現性障害（F4）」という項の解離性障害（F44）の一形態に分類されている。解離性障害全般の概念に関しては，1章および2章に詳しいのでそちらに譲るが，ICD-10で解離性遁走（F44.1）は以下のように説明されている。

## 1. F44.1　解離性遁走

<u>解離性健忘のすべての病像を備え</u>[脚注1]，それに加えて，<u>患者は明らかに意図的な，家庭や職場から離れる旅</u>をし，その期間中は自らの身辺管理は保たれている。症例によっては新たな同一性を獲得することもあり，通常は，2, 3日のみである事がほとんどだが，時には長期に渡り，かつ，その程度が驚く程完璧なこともある。旅は以前に知っていて情緒的に意味を持つ場所を目的地とする場合がある。遁走期間中の健忘があるにもかかわらず，その間の患者の行動は第三者から見ると完全に正常にうつることもある[2]。

DSM-Ⅳの診断基準は**表8**に示している。典型的な場合，遁走のエピソードの間，患者は過去の生活や関係などを完全に忘れているが，解離性健忘の患者との違いは，自分がすべてを忘れていることに気づいていないことであるという。このような患者では，新しい同一性や仕事を身につけて，単純労働に従事しながらつつましく暮らししていることも報告されている。

なお，塩入らにより提唱され[6]，永きに亘り臨床現場で用いられてきた「全生活史健忘」という日本独自の疾患概念がある。これは，解離性健忘，解離性遁走などいくつかの解離性障害スペクトラムを内包する概念であるが，臨床的にはこちらの方が分かりやすいと思われる。高橋がまとめた特徴は7章（解離性健忘）を参照していただきたい。

---

1) 解離性遁走は解離性健忘を内包するため，解離性健忘の診断基準も示す。詳しくは本書，解離性健忘の章を参照。
　F44.0　解離性健忘
　主要な病像は通常，最近の重要な出来事の記憶喪失であり，器質的な精神障害に起因せず，通常の物忘れや疲労では説明できないほどに強い。健忘は，事故や予想外の死別などのような外傷的出来事に関係し，通常は，部分的かつ選択的である。健忘の範囲と完全さは日ごとに，また診察者間でしばしば異なるが，覚醒している状態では想起できない持続的な共通の核が存在する。完全で全般化した健忘はまれである。通常，遁走（F44.1）の部分症状であり，もしそうであるなら，そこに分類すべきである[2]。

**表8 解離性遁走の診断基準**[2]

> A. 優勢な障害は，予期していないときに突然，家庭または普段の職場から離れて放浪し，過去を想起することができなくなる。
> B. 個人の同一性について混乱している。または新しい同一性を（部分的に，または完全に）装う。
> C. この障害は，解離性同一性障害の経過中にのみ起こるものではなく，物質（例：薬物乱用，投薬）または一般身体疾患（例：側頭葉てんかん）の直接的な生理学的作用によるものでもない。
> D. その障害は，臨床的に著しい苦痛または，社会的，職業的，または他の重要な領域における機能の障害を引き起こしている。

高橋三郎，大野　裕，染矢俊幸（訳）：DSM-Ⅳ-TR．精神疾患の診断・統計マニュアル．医学書院，東京，2002.

## 2. 診察の流れ

　まず，精神科以外の臨床場面で，解離性遁走の患者と出くわす可能性が高いのは，夜間の当直，救急病院の外来などであろう。では，そのような場面で何ができるのか？　まず，受診に至る経緯としてだいたい以下のような場合が想定される。

①自ら周囲の人に助けを求めて，その人が親切であった場合，同伴されて受診に至る。
②自ら周囲の人に助けを求めるが，充分な援助が得られなかった場合は，さらに警察に支援を求められ，警察経由で治療の依頼，受診に至る。
③自ら周囲に助けを求めた訳ではないが，着の身着のままで，さまよい歩いていたり，茫然自失の様子である患者を周囲の人が見かねて，通報，もしくは保護され，受診に至る。
④何らかの事件，事故を引き起こす，もしくは巻き込まれ，それを契機として警察が関与することとなり，異常を指摘され受診に至る。

　この章で提示した症例は，③番目のケースにあたる。
　以上のような経緯をとって治療者の前に現れた患者を前にして，治療者は困惑を深めることになる。何しろ，目の前にいる患者は，自分の名前，年齢，自

分がどこからきたのか，いつからこのような状態であるのか，過去にどのような病気をしたことがあって，持病はあるのか，常用している薬剤はあるのか，そのような治療の道しるべとすべき個人の生活史に関する情報を治療者に与えることができないからである。

そのような場合に選択される診察の流れは，以下のようになる。

## 第1ステップ

　目に見える外傷がないかを調べる。意識障害がなければ，患者が述べられるだけの情報を得るため問診を試みる。それによって，自覚的な痛みの有無などの所見については手がかりが得られる可能性はある。それから，血液検査を行う。脱水，栄養障害が目立つように見えれば補液，輸液，食事を与える。それ以上に早急に治療すべき外傷がなければ，救急場面において外来で患者になし得ることはそこまでである。

## 第2ステップ

　次に行うことは，
①精神科医を探すことである。普段から付き合いのある精神科医がいて，すぐに受診の依頼が可能である場合，精神科医に患者の診察を依頼する。夜間でも入院が可能ですぐにひきとってもらえれば，これで担当となったプライマリーケア医の役目は終了する。
②精神科医への紹介が当日にできない場合，もしくは夜間の救急などで患者がきた場合は，すぐに精神科を受診することが困難なケースが多い。このようなケースでは，入院施設がありベッドの確保ができる場合は入院していただくことになる。入院ができなければ，可能な診察，治療を行い，担当医の勤務する施設には入院が困難であること，なおかつ精神科受診が必要な旨を伝え，入院可能な施設が確保できるまでは，警察に保護を依頼するか，都道府県の精神保健センターに相談する。もしくは精神科救急システムのある都道府県では，救急システム通報を利用するのが適当であろう。どうしても精神科の空きベッドの確保に時間を要するようであれば，やむを得ず，数日の間

だけでも他科の病棟に入院してもらうこととなる。

上の症例での初診時の様子は以下のようであった。
同日23時頃，約200km離れたC県C市の海岸沿いの歩道で，びしょぬれ状態で倒れているところを発見される。　混乱，過呼吸，震え，下腿の擦過傷など認め，D病院に入院となる。意識は数時間で回復したが，自分に関する記憶が全くなかった。
このあと，D病院にて上に述べた適切な処置がなされた後，同県の精神保健センターへとコンサルトが行われ，スムーズな対応が行われた。

**第3ステップ**
　次に，できる限りの情報収集という問題がある。おそらく，「遁走」後にはじめて病院の世話になるとき，運良く住所氏名を記載した保険証を持参している例はまれであろう。「遁走者」が成人でない場合，中学／高校生であれば身元照会の手がかりは学生証，図書館，レンタルビデオなどのカード類，定期券などと限られてくる。成人以上であれば，財布を所持していた場合に限られるが，運転免許証，銀行，クレジットカードなど，その手がかりは増えてくる。それらの手がかりから，患者がどこからきた誰であるのかという特定を行う必要がある。警察に同伴されてきた場合はすでにこれらの調べが始まっている可能性もある。まだであれば，できるだけ早く連絡を行い，家出人，行方不明の届けとの照会を行ってもらう必要がある。また，患者が見つかったときに所持していた物は，たとえ，切符の半券，食堂のレシートなどに至るまですべて保存しておくことが望ましい。患者は遁走の間にいくつかの場所を点々としている可能性もあり，それらの物が，初診時は何の価値もないようであっても，後に重要な手がかりとなって役に立つこととなる。

# D. 鑑別診断

　解離性遁走の患者の診察場面においては，おそらく上記の症例のように，「失踪人」「行方／所在不明者」である可能性が高いため，その鑑別で注目される所見は著明な記憶障害である。
　したがって，その診断においては記憶障害を生じうる疾患を鑑別する必要がある。代表的な疾患としては，頭部外傷（交通事故などによる），客観的に外傷はなくても脳震盪を起こした可能性のある場合，脳内出血，虚血性脳障害（脳梗塞，一過性虚血症状含む），てんかん，重度の酩酊，極度の意識障害を生じうるような電解質異常（脱水，熱射病その他），代謝性障害（低血糖，高血糖その他），コルサコフ症候群などを鑑別しなければならない。また，患者が高齢の場合は，認知症による徘徊との鑑別も必要になってくる。
　これらの鑑別を上記の診察の流れの**ステップ1**の段階でおこなうこととなる。鑑別のために要する検査項目としては次のようなものがあげられる。
**頭部CT，MRI**：器質的脳障害（出血，梗塞），認知症の鑑別に有効である。
**脳波**：てんかんの鑑別に有効である。（脳波の器械がない場合が多いと思われる。その場合，病院で一晩様子を見るのであれば，万が一の重積発作を見逃さないよう注意する。）
**採血**：電解質，生化学，代謝異常を鑑別するためにおこなう。
　これらの検査をすればおよそ上であげた範囲の鑑別は可能である。記憶障害を残すほどの重度の酩酊については匂いを嗅げば鑑別は可能である。
　また，高橋の報告にあるように，当初は大量服薬患者として救急病院で治療を受けた患者（つまり，遁走患者としてではない）が意識の回復した後に生活史の健忘をきたすケースや，健忘の経過中に頭痛や頭重感を訴えるケースもある[4]。
　最後に，生活史健忘をきたす疾患の診断に際し，つねに詐病との鑑別が問題となる[3]。特に何らかの事件を起こしたり，巻き込まれたりして警察に伴われて来院に至る場合には注意が必要であるが，この鑑別についてはプライマリーケア医に求められることではない。

# E. 治療

　上であげたような鑑別診断を経て，解離性遁走と診断された場合は，基本的に治療は精神科の医師に委ねるのがよい。したがって，上の診察の流れでも述べたように，必要な処置が終わればできるだけ早く，信頼できる精神科の医師に紹介することがプライマリーケア医に求められる最良の対応といえる。またその際に，転院先の精神科病院のソーシャルワーカー，もし診察に至るまでに警察が介入している場合は警察にも連絡を取り，身元についての情報収集の継続を依頼することが，その後の治療をすすめ，患者の地元への移送，転院をスムーズに行う上で大きな助けになる。

　以下に，実際に精神科で行われる治療について簡単に述べてみる。

　解離性遁走という病態は，「失踪（場所の移動）」＋「健忘症状」であることから，その治療の目標は，場所の移動を元に戻し，健忘している内容を思い出してもらうこととなる。

　まず，場所を元に戻す点に関しては，主として，情報収集としてのソーシャルワークが中心となる。診察の流れでも述べたように，患者の所持する物，方言などあらゆる手がかりをもとに，面談の中で情報収集を押し進め，同時に，警察，各種保健機関と連絡を取りながら患者が本来生活していた場所を特定していく。高橋は全生活史健忘において，保護された時点で家族や知人の所在が不明な症例は健忘が長期化する傾向にあると述べている[4]。つまり，遁走に至った症例では，そうでない解離性の健忘と比較しても健忘が長期化するようであり，できる限り早期の人物確認が望まれる。

　前述の症例でも分かるように，失われた記憶の多くの部分は，患者自身が生活していく中で何らかのきっかけをもとに，もしくは突然堰を切ったように，部分部分が自発的に回復していく。従って治療者は，どうしても思い出せない点はどのような点であるのかを明らかにし，支持的な面接，自由連想，催眠面接，アミタール面接などの技法を用いて記憶の回復を促していく。ただ清原[5]，塩入[6]らが報告したように，アミタール面接では，呼吸管理などの技術的危険性がある上に，語られる内容に事実に関係のないことや，空想虚言様の歪さ

れた記憶が再生されるなど，問題点も多い。また，解離性遁走そのものが自殺と等価的で，心理的自殺である[脚注3]ともいわれるように，その治療過程も常に自殺の危険性をはらんでいる。そのため，治療経過の中で，健忘のもつある種の自己防衛的側面を無視して強引に患者の葛藤への直面化をはかると，今度は「実際の自殺」という形で行動化がなされる可能性も高い。上の症例では入院導入期に記憶が戻らないことで，「死にたい」と自殺を試みるということがあり，治療終盤にも，家族についての葛藤を思い出すことへの強い不安が語られた。もしそれでも直面化を押し進めていたら，そのような行動化が起こっていた可能性は高い。ゆえに，治療においては患者の意見を十分に尊重し，常に自殺という形での行動化の危険性を頭の片隅において治療を進める必要がある。

治療者側の探究心，欲求を治療の主導とするのではなく，患者の自主性を重んじる形で治療を進めるのが望ましい。

## まとめ

ここで示した症例のように，健忘を伴った解離性遁走では，解離性健忘の患者に比較して，より目的にかなった行動をとりながらも，ある時に突然，遠く家や職場を離れて，名前，家庭，仕事など身分を示す大切なことさえ忘れてしまう。プライマリーケア医にまず期待されるのは，例に挙げた症例でも見られたように，混乱し，抑うつから自殺に至る可能性すらある患者の安全を確保し，その後のスムーズな治療へとつながるような治療関係の樹立につとめることである。

---

3) 解離性遁走の治療においては，自殺の危険性について，十分注意が必要である。
解離性遁走の疾病病理に関し，Landis らは，生活を更新したい願望をあげ[7]，Abeles は，自己否定的な心理的自殺と論じている[8]。また，Stengel は，遁走について，反復性の鬱病の既往が多い事を指摘し，さらに，遁走は自殺衝動に対する防衛であると考察している[9]。Berrington も，抑うつと自殺企図が心因性健忘や，遁走を来す患者に見られる極めて特徴的な症状であると述べているなど[10]，解離の精神病理そのものが自殺と等価であると同時に，疾患の経過および治療経過において極めて自殺の起こる可能性の高い病態であることが指摘されてきた。

## 文　献

1) 融　道男，中根允文，小宮山実，監訳：ICD-10　国際疾病分類第10改訂版．精神および行動の障害—臨床記述と診断ガイドライン—．医学書院，東京，1993．
2) 髙橋三郎，大野　裕，染矢俊幸，訳：DSM-Ⅳ-TR　精神疾患の診断・統計マニュアル．医学書院，東京，2002．
3) 大矢　大：全生活史健忘の類型化とその治療的意義について．精神神経学雑誌第94巻第4号：325-349，1992．
4) 髙橋祥友：全生活史健忘の臨床的研究．精神神経学雑誌第91巻第4号：260-293，1989．
5) 清原健司，的場　均：逆行性健忘の1症例について．心理学研究　23：80-87，1952．
6) 塩入円裕，岩佐金次郎，曽根良彦，ほか：全生活史に亘る心因性健忘の1例．脳神経領域　7：60-72，1954．
7) Landis, C. and Bolles, M. M.：Textbook of abnormal psychology, Macmillan, New York. 1950.
8) Abeles, M. and Schilder,P.：Psychogenic loss of personal identity, Amnesea. Arch.Neurol.Psychiat., 34;587-604, 1935.
9) Stengel, E：On the aetiology of fugue state. J.Ment.sci., 87：572-599, 1941.
10) Berrington,W.P.,Liddell,D.W. and foulds,G.A.：A re-evaluation of the fugue.J Ment.Sci., 102：280-286, 1956.

（松尾信一郎）

# IX. 離人症性障害
# (Depersonalization Disorder)

離人症性障害は米国のDSM-IV TR（米国精神医学会が作った「診断と統計のマニュアル」）[1]では解離障害に含められるが，ICD-10（国際疾患分類第10回改訂版）[13]では，「神経症性障害，ストレス関連障害および身体表現性障害（F4）」という項目の独立の小項目「離人・現実感喪失症候群（F48.1)」に分類されている。この病態は我が国では古くから一般的に「離人神経症」と呼ばれ，さらに広い意味で「離人症」と呼ばれていた。

離人症状は，統合失調症やうつ病，脳器質性障害，身体疾患などでも生じうるので，解離性障害の一類型として限定して論じることは困難であるが，この章では症候群としての「離人症性障害」について述べてみたい。

## A. 定義

離人症性障害を定義するのは非常に困難であり，研究者によって強調している点が異なっている。以下に代表的な定義を示す。

Schilder[9]は，離人症を「その人が以前の自分の存在と比べて根本的に変わってしまったと感じる状態」と定義し，さらに「この変化は自我にも外界にも及び，その人は自分自身を人格と認められなくなる。自分の行為は自動的に行われるように感じられ，傍観者のように自分の行為を観察しており，外界は疎遠で新奇に見え，現実という性質を失う」と述べている。

離人症の定義において重要なのは体験そのものの変化であり，Schilderは「変化しているのは中心自我，つまり本来の意味での自我ではなく，むしろ自

己ないし人格であり，中心自我は自己の変化を知覚している。自己の変化は感覚，感情，追想，思考過程などの精神的要素群の変化によるものでなく，中心自我が以前のように体験の中に入れないことによる」と述べている。

Haug[3]は「離人症はそれ単独で一つの病態を構成することもあるが，いろいろな疾患に挿話として現れることの方が多い」という臨床的事実の方に注目し，離人症の体験される領域を自己自身，自己の身体，外界の三つの領域に分け，①自己についての離人症，②身体についての離人症，③外界についての離人症を区別した。

ICD-10によると「患者が自分自身の精神活動，身体，および／または周囲が非現実的で疎隔され，あるいは自動化されているかのように，質的に変化してしまったと訴える障害である。患者は以下のように感じることがある。もはや自分自身で考え，想像し，思い出しているのではない，自分の運動と行動は何か自分自身のものと違っている。自分の身体は隔てられ，あるいは何か奇妙に思われる。周囲は色彩と生命感を欠いているようにみえ，人工的であるか，あるいは人々がその上で不自然な演技をしているステージのようである。症例によっては，患者はあたかも自分自身を遠くから眺めているように，あるいは自分が死んでいるかのように感じる場合がある。情緒が喪失したという訴えはこれらのさまざまな現象の中で最もよくみられるものである」と説明している。

## 1. 解離性障害における離人症状の位置付け

Braun,B.G.[2]は解離という症状を体験の各側面がその統合を失うという視点から詳細に理論化するために図式化することを試みており，その試みは「B－A－S－K」モデルとして注目されている。「B＝behavior」「A＝affect」「S＝sensation」「K＝knowledge」の四つの要素は通常は連続している実線として示されるが，離人症状，非現実体験では「S＝sensation」が波線，かぎ線として示され，それぞれ自分に対する感覚の変化，世界に対する変化を表現している。

岡野[6]は外傷理論についてFairbairn,R.のスキゾイド理論に触れている。すなわち，Fairbairn,R.によると外傷ないし侵襲により自己の統合機能が破綻し

た場合，自分が変える事のできない外的状況を少しでもコントロールするために，悪い対象（攻撃者）を内在化させる結果となる。そして，このような内的対象は「興奮させる」側面と「拒絶する」側面の両者を持つが，それらは通常の人格とは隔離した形で一つの人格として成立するスキゾイド状態となると説明した。そして，スキゾイド状態の臨床的特徴としてFairbairn,R.は離人体験や疎隔体験をはじめとして夢遊状態や多重人格などに至る解離現象を挙げている点を岡野は指摘している。

心理検査の項目で詳しく触れている「解離体験尺度Dissociation Experience Scale, DES」[7]は28項目の質問があり，それを三つの大きなカテゴリーに分けている。その三番目のカテゴリーは離人体験であり，解離性障害の症状としても非常に重要である。

## B. 歴史

今日われわれが離人症状と読んでいる症状は，フランス人医師Krishaberが1873年に"nevropathie cerebro-cardiaque"として初めて記述し，その後に哲学者Dugasが1911年に"depersonalisation"と命名したと言われている。

19世紀から20世紀初頭にかけてBleulerやFreud, Breuer, Janetらの有名な精神医学者がこの言葉を引用したが，1980年のDSM-Ⅲで公式に診断名とされるまではほとんど注目されることはなかった。しかし近年離人症に対する注目は増加し，SCID-D-R（DSM-Ⅳのための臨床構造化面接，解離性障害，修正版）[12]を用いた大規模な調査が行われるようになった。

先ほども述べたが離人性障害はDSM-Ⅳでは解離障害に含められるが，ICD-10は，「神経症性障害，ストレス関連障害および身体表現性障害（F4）」という項目に分類されている。この違いに関しては，研究者の中でいろいろな意見が分かれるところである。ICD-10は記憶や感覚，運動障害が認められないことから独立の項目としている。

## C. 疫学

　通常の人にときおり起こる孤立感や，現実感が薄れる感覚としての離人感はありふれた現象で，必ずしも病的ではない。一過性のものは誰でも経験することで，男女の間に有意差はなく，一般人口の70％にみられるという。あらゆる成長の過程で離人感を感じており，幼少期から思春期では自我体験能力の発達過程において離人感をしばしば感じる。

　いわゆる症状としての離人症状の疫学の研究は少ない。臨床医の印象としては女性が多く感じるようであるが，男女差はないという研究報告も少なくない[14]。

　発症年齢は一般に離人症は10歳代後半〜20歳代に発症するといわれる。先ほど述べた思春期に感じる病的でない離人感との鑑別は困難であるが，この時期にピークがあるという報告がある[10]。思春期に限らず，同一性をめぐる葛藤や自己の変革（もしくは自己の崩壊）が始まる時に離人症状を体験しやすいという報告もある。40歳以上に発症することはないとされているが，一過性に経過する例もある。

## D. 症状と経過

　離人症状は自分が自分の精神過程または身体から離れて外部の観察者になったかのような自己の知覚または体験の変化であり，深刻な感覚の湾曲を伴うことがある。患者は世界が霧か煙によってぼやけて見えるとか，声がぼんやりと遠方からのように聞こえるとか現実の世界から切り離されている感じがするなどと訴える。

　具体的には，自我意識に関する訴えとして，「自分が存在する実感がない，自分が見知らぬ人間であるように感じる。自分が生きている実感がしない。」などがあり，身体に関する訴えとして，「自分の体がロボットのように感じる。

自分の体の実感がない。自分の体が大きく感じたり小さく感じたりする。」などがある。

　また外界に対して生じる離人感として現実感喪失がある。現実感喪失は外的世界の知覚または体験が変化して、それが奇妙に、または非現実的に見えることである。具体的には、「自分の家を知らない場所のように感じる。家族や友人がよそよそしく、知らない人のように、他人のように見える。」などがあり、外界の視覚領域の知覚変容が多く、「ものが大きくみえる（大視症）、小さく見える（小視症）、ゆがんで見える、遠くに見える、かすんで見える。」など多彩である。患者の陳述によっては幻視症状に近いものもある。

　離人性障害における症状の始まりは通常突然であり、睡眠からの覚醒途中で起こることさえある。消失のほうは暫時的となる傾向が強く、症状は数日で消えることはまれで、多くは慢性の経過をたどることも少なくないとされている。また慢性的な離人発作に悩む患者は、発作の引き金となる刺激に対して恐怖症的になる事も多い。

　離人症状は、他の解離症状と同じく重大な心的外傷に深い関連があるとされている。重大な心的外傷に巻き込まれている最中は非現実感、離人症状は高率に存在している。また強制収容所への収容監禁のような持続的な生命脅威的体験後の生存者には高率に離人症状が生じる。生命脅威的な危険を体験した人の約三分の一に「一過性離人症状」が生じ、そして、重度の脊髄損傷を受けた外傷患者にも同様の一過性離人症状があり、損傷が重要であるほど高率に発症すると言われている。人間が自分では対処できないような苦痛を与えられた場合、事態を変えることができないならば、自分の側を変えて精神を守るという働きは重要な機能と考えられる。したがって、離人症状をはじめとする解離は事故の後では症状とみなされるが、事件の最中では精神を守るために使用されていると言える。またレイプなどの外傷体験では体外離脱体験を生じる事が多く、離人症状の亜型と考えられる。体外離脱体験とは「観察する自分」と「体験する自分」が分かれるという感覚であり、たとえば、性暴力被害者ではレイプされている自分を上から見ている自分を体験することが少なくないと小西[4]は報告している。心的外傷に随伴する離人症状には患者が苦悶を感じ、日常生活機能が障害され、自傷行為や自殺企図がしばしば随伴する。

離人症性障害の症例を以下に示す。

# E. 症例

症例　22歳 女性
[主訴] 何を見てもガラス越しに見ている感じがする。自分の意志がないような気がする。
[家族歴] 精神科受診歴のあるものはいない。
[生活歴] 幼少時より大人しく手のかからない子だった。同胞は2人で兄は結婚しており，父と母と本人の3人暮らし。成績も優秀であった。
[現病歴] 短大卒業後20歳から食品関係の仕事に従事していた。21歳の時自宅で寝ていると隣の家が火事になり自宅も全焼となった。救急車や消防車が来るまでに多少時間がかかり，家財道具など全部燃えてなくなってしまった。家族全員生命に別状はなかったが，病院に搬送される時にボーッとして何も考えられなくなり両親に「大丈夫か。」と何度も声をかけられたことを覚えている。その後しばらくして仕事に復帰するも，しばしば疲労感を覚えるようになっていた。22歳の時残業の途中に隣席の人のタバコが紙に燃え移って引火した事をきっかけに，突然にボーッとした状態に陥った。疲労感が継続するために近医の内科を受診するも特に異常はないと言われた。その後「何を見てもガラス越しに見ているようで実感がない。」「頭の後ろの方に意識がそれている感じで，何をやっても集中できない。自分の意志があるんだけどないような感じがする」という症状が出現したために近医の内科医の勧めで精神科を受診することとなった。
[初診時所見] 22歳にしては若干幼い印象であるが，礼儀正しく「家が火事になる以前は『自分が自分を観察する』ということはほとんどなかったが，今では朝起きたときから眠りにつくまでいつも自分の行動を考えて緊張している。なんでもないことを話すときにも，いつも『観察している自分』が頭の後ろにいる。まったく自分に自信がなくなってしまった」。と話していた。
[経過] 離人症状に加えて抑うつ気分が存在したため，抗うつ薬SSRI（セロト

ニン再取り込み阻害薬）を使用し，外傷体験も存在したため精神療法を開始した。また加えて約3ヵ月の休職も行い，抑うつ気分は改善し離人症状も軽減していった。

この症例は，外傷体験を経験し，その体験中と，しばらく経ってからの2回，離人症状が出現した症例である。

## F. 診断と鑑別診断

ICD-10では先に述べた定義に続いて，次のような「診断のガイドライン」が示されている。

### ICD-10の診断基準
確定診断のためには（a）と（b）のどちらかあるいは両方に加えて，（c）と（d）もなければならない。
 (a) 離人症状，すなわち患者が自分自身の感性および／または経験を分離されている，よそよそしく，自分自身のものでない，失われているなどと感じる。
 (b) 現実喪失症状，すなわち対象，人々および／または周囲全体が非現実的で，よそよそしく，人工的で，色彩がなく，生命感がないようにみえる。
 (c) このことが主観的で自発的な変化であり，外力あるいは他の人々によって強いられているものでないと受け入れること（すなわち洞察）。
 (d) 知覚は明瞭であり，中毒性の錯乱状態，あるいはてんかんではないこと。

離人症状はあらゆる心理学的，神経学的，全身的疾患によって引き起こされる。代表として統合失調症，うつ病などの精神疾患やてんかん，脳腫瘍，アルコール，覚醒剤などの薬物，甲状腺疾患が挙げられる。まず患者が非現実感を訴えて来院した場合は離人性障害ではなく，上記に示す疾患を疑ってみるべき

である。統合失調症やうつ病であれば，一般的精神科的な病歴聴取により特徴的な所見が得られるであろう。また神経学的検査，血液検査を行い，薬物性による症状，神経疾患，内分泌疾患の除外を行うべきである。離人症状が他のこれらの疾患によって適切に説明できる場合は離人性障害の診断をすべきではなく，離人症状が主症状である場合にのみ診断されるべきである。

また，先ほど述べた DES の第三のカテゴリーは離人体験であるので，診断の補助手段となる。

## G. 治療

まず離人症状を訴える患者は何よりもその苦痛を強く訴えることが多い。患者の主観的な苦悩の重症度に比べて客観的な作業能力が保たれているので，治療者は訴えを重要視しないことがある。まずは病態について十分に説明し，患者の心的負担を軽減するのが重要である。また離人症状に対して基礎疾患があるものは，その疾患を治療すべきである。統合失調症やうつ病に付随する離人症状は向精神薬の投与により改善することがあるからである。

離人性障害の治療については一定のものがないのが現状であるが，以下のような治療が報告されている。

### 1. 精神療法

精神力動的精神療法は有用であるとされている。症状を軽減するというよりも，症状を受け入れることを勧めることに効果があるとされている。また離人症状に加えて外傷体験がある場合は特に認知療法が効果的とされている。認知療法は不安を軽減する作用もあり，感覚喪失の改善と共に効果があるとされている。

### 2. 薬物療法

近年離人症性障害の心理・社会的研究のみでなく，生物学的研究も行われる

ようになっているが，二重盲験法による薬物療法の研究報告はない．

症例報告として抗うつ薬，抗不安薬が離人症状を軽減するという報告がある．三環系抗うつ薬の desipramine[5] や SSRI の fluoxetine[8]，ベンゾジアゼピン系抗不安薬[11] などが報告されている．これらに加えて重症の離人症状には電気けいれん療法や，methamphetamine，amobarbital，thiopental が効果があるという報告もある．

## 文 献

1) American Psychatric Association : Diagnostic and statistical manual of mental disorders, fourth edition, text revision. APA, Washington DC, 2000. 高橋三郎，大野 裕，染矢俊幸，訳：DSM-Ⅳ TR 精神疾患の診断―統計マニュアル，医学書院，東京，2003.
2) Braun, B : The BASK model of dissociation. DISSOCIATION, 1 : 4-23, 1988.
3) Haug K : Die Störungen des persönlichkeitsbewußtseins und verwandte Entfremdungserlebnisse. Ferdinand Enke Verlag, Stuttgart,.1936.
4) 小西聖子：トラウマの心理学．NHK 人間講座，NHK 出版，東京，2000.
5) Noyes R Jr, Kuperman S, Olson SB.: Desipramine : a possible treatment for depersonalization disorder. Can J Psychiatry. 32 (9) : 782-4, 1987.
6) 岡野憲一郎：外傷性精神障害―心の傷の病理と治療．岩崎学術出版社，東京，1996.
7) Putnam, F.W.: Diagnosis and treatment of multiple personality disorder. New York : Guilford Press. 1989.
8) Ratliff NB, Kerski D.: Depersonalization treated with fluoxetine. Am J Psychiatry. 152 (11) : 1689-90, 1995.
9) Schilder, P.: Selbstbewusstsein und Persönlichkeitsbewusstsein. Springer, Berlin, 1914.
10) 清水将之，坂本昭三，石神 亘，ほか：15 歳までに発症した離人症 6 例．精神医 10 : 401-406，1968.
11) Stein MB, Uhde TW. Depersonalization disorder: effects of caffeine and response to pharmacotherapy. Biol Psychiatry. 26 (3) : 315-20, 1989.
12) Steinberg M. Structured Clinical Interview for DSM-Ⅳ Disociative Disorders-

Revised (SCID-D-R), American Psychiatric Association, Washington, DC, 1994.
13) World Health Organization : The ICD-10 classification of mental and behavioral disorders : clinical descriptions and diagnostic guidelines. WHO, Geneva, 1993. 融 道男, 中根允文, 小見山実, 監訳：ICD-10 精神および行動の障害. 臨床記述と診断ガイドライン, 医学書院, 東京, 1994.
14) 安永 浩：離人症. 異常心理学講座, 土居健郎, ほか編, 第4巻 神経症と精神病Ⅰ, みすず書房, 東京, 1987.

(永井 宏)

# X. 解離性同一性障害 (Dissociative Identity Disorder)

## A. 概念

解離性同一性障害（以下，DID）は慢性の解離性障害であり，外傷的な過去の記憶を分離させ，自己の統合ができなくなった状態をいう。この疾患を持つ患者は，二人以上の人格を持ち，それぞれの人格は固有の行動様式と記憶を持っている。DIDの重症度には幅があるが，一般に解離性障害のうちでも，性質や頻度，生活の障害の度合いにおいて，もっとも重症な症状を呈すると考えられている。

広義の慢性外傷後ストレス障害（complex PTSD）とする見方もあるが，共通の認識は得られていない。

## B. 歴史

多重人格障害という病態が広く注目されたのは，1880～1920年代と1980年代～現在の二つの時期である（DID；Dissociative Identity Disorderという診断名は1994年のDSM-Ⅳ以降であるため，1994年までは多重人格という用語を用いる）。

1880～1920年代にはおもにフランスとアメリカで解離と多重人格についての関心が高まった。フランスではPierre Janet，アメリカではMorton Princeらが中心となり，研究が発展していった。この時代の研究方法はおもに一人の症例の詳細な報告をすることと，催眠や心理学的手法を用いて実験的アプローチ

を取るというものであった。

　しかし，J. BreuerとSigmund Freudの『ヒステリー研究』(1895) 以後，精神分析が隆盛となり，しだいに多重人格にみられる健忘や感情，行動の不連続などの症状は精神分析的概念に基づいて理解されるようになった。つまり，耐え難い葛藤を"抑圧"するために症状を起こしていると考えられるようになったのである。さらに交代人格は催眠によって引き起こされる人工産物であるという意見もあり，議論はにぎわった。

　しかし，1900年代初頭に統合失調症（精神分裂病）の概念がJ. Breuerによって提唱されてから，多重人格への関心は薄れ，報告例も減少している。後述するように，多重人格と統合失調症の症状には重複するものが多く，この頃の多重人格の症例は統合失調症のカテゴリーの中に含められていた可能性もある。

　『イブの三つの顔』(1957) がベストセラーになったが，1920年代～1970年代までは，多重人格は非常にまれな病態もしくは人工的な産物と考えられていた。

　1970年代～現在に至る多重人格に関する関心の高さと，報告例の増加は1970年代のアメリカに始まった。すなわちEllenbergerは著作『無意識の発見』(1970) で解離と多重人格に多大な関心を払った。これを皮切りにArnold LudwigやCornelia Weaverらが続々と多重人格についての症例報告をしたのである。さらにシュライバーの『シビル』(1974) が発表され，マスコミに大きく取り上げられたことで，臨床家や研究者だけでなく一般の人々にも，多重人格の存在が広く知られることとなった。

　また，多重人格の成因として重要視されている児童虐待が社会問題となったことや，ベトナム戦争後に，やはりトラウマが成因とされる外傷後ストレス障害（PTSD）が注目されたために多重人格への関心も高まったといえよう。

　1980年にはアメリカ精神医学会の診断基準DSM-Ⅲが刊行され，「多重人格障害」が正式に診断名として再確立された[1]。社会不安障害や摂食障害の例に見られるように，ある疾患が社会的な関心を呼び診断基準が確立すると，その診断名をつけられる症例数が飛躍的に倍増することはよく知られている。その後は北アメリカを中心に爆発的な報告例の増加が見られた。これに拍車をかけ

たのがマスコミであった。多重人格障害をテーマにしたダニエル・キイスの『24人のビリー・ミリガン』がベストセラーになったことを記憶している人も多いだろう。主人公であるビリー・ミリガンが連続殺人を犯しながら多重人格障害の診断を受け，責任能力なしと判断されて無罪となった，一連の事件が社会的に大きな関心を呼んだ。

1994年にDSM-ⅢがDSM-Ⅳに改訂され，多重人格障害がDID（Dissociative Identity Disorder：以下DIDと略す）へと変更された。

現在でも北米圏（アメリカとカナダ）での研究や報告が大多数を占めているため，DIDは医原性の疾患ではないかとか，北米圏特有の文化結合症候群ではないかという意見さえもある。

日本では1919年に中村古峡が二重人格の症例報告を行っている[10]。以来，荻野ら（1964）[12]，斉藤ら（1978）[18]，一丸ら（1990）[7]，安ら（1997）[2]など，報告は数えるほどであったが，『私という他人』『24人のビリー・ミリガン』といった翻訳書の出版や，1989年に起きた埼玉幼女連続誘拐殺人事件いわゆる宮崎勤事件によってDIDについての関心が急速に高まったことは疑いえない。この事件では三回行われた精神鑑定のうちの一つが，"離人症およびヒステリー性解離症状を主体とする反応性精神病"という診断であった。DIDであるという鑑定結果ではなかったのだが，マスコミ主導でDIDとしての宮崎被告が盛んに論議された。

現在日本では臨床報告は依然として少数に限られているが，社会一般のDIDへの関心は高く，徐々にその存在が認識されつつある段階であろう。日本での児童虐待の急激な増加に伴ってDIDの罹患率が上昇することが危惧されている。

## C．診断基準

表9にアメリカ精神医学会のDIDの診断基準を示す。

DIDの診断基準は現在も修正が繰り返されている段階である。1980年の

# X．解離性同一性障害（Dissociative Identity Disorder）

**表9　アメリカ精神医学会のDIDの診断基準の表**[1]

> A．2つまたはそれ以上の、はっきりと他と区別される同一性または人格状態の存在（そのおのおのは、環境および自己について知覚し、関わり、思考する、比較的持続する独自の様式をもっている）。
>
> B．これらの同一性または人格状態の少なくとも2つが反復的に患者の行動を統制する。
>
> C．重要な個人的情報の想起が不能であり，それは普通の物忘れでは説明できないほど強い。
>
> D．この障害は，物質（例：アルコール中毒時のブラックアウトまたは混乱した行動）または他の一般身体疾患（例：複雑部分発作）の直接的な生理学的作用によるものではない。
> 注：子供の場合、その症状は、想像上の遊び仲間または他の空想的遊びに由来するものではない。

American Psychiatric Association：Diagnostic and Statistical Manual of Psychiatry, 4th ed. Washington DC, 1994.

DSM-Ⅲにおいて初めて診断基準に組み入れられたことは前述したとおりだが，診断名は多重人格障害であり，その状態を表現する用語として"人格"という言葉が使われていた。DSM-Ⅲ Rでは，"人格ないし人格状態"という用語に置き換えられた。さらに1994年のDSM-Ⅳでは"アイデンティティないし人格状態"となり，診断名もDIDへと変更された。同時にDSM-Ⅲ Rに記載されていた「ヒステリー神経症，解離型」という付記が消えて，「重要な個人情報の追想が不可能となり，通常の物忘れでは説明できない」という文言が追加されていた。全体として機能的，描写的となり，用語の使い方も誤解を避けるように変更されてきている。ただしDIDの"同一性"については，E.H.Ericksonの提唱した「同一性拡散」における"同一性"と混同する可能性がある。前者は自分が独立した一人の人間として，時間的・空間的に連続した人間として存在しているという感覚のことである。後者は人が社会生活の中で当然獲得してゆくと考えられる自己の社会的役割とその認識のことである。2000年に刊行されたDSM-Ⅳ TRでもこの名称は用いられている。

　ちなみにWHO（世界保健機関）の診断基準であるICD-10では多重人格障害という病名が用いられている[20]。

## D. 疫学

　F. W. Putnumらによると，好発年齢は20〜40歳代である。男女比は1：5〜1：9で女性に多いという報告が多い。しかし，この障害を持つ男性は罪を犯し，医療機関ではなく司法機関に関わることが多いため，医療の現場では見かけ上女性より少なく見えるという意見もある。

　発病率，有病率に関して小規模な疫学的調査が行われている。疫学についての最初の系統的報告では，DIDの罹患率は一般集団で0.01％（Coons，1984）と推定された。精神科入院患者における罹患率は3％である（Ross，1991；Rossら，1991 b）一般集団で行われた複数の研究では罹患率は約1％であり，Coons（1984）によって報告されたものより高い罹患率が示された。（Ross，1991；Vander lindenら，1991）。しかしいずれも北アメリカでの報告である。

　他方，トルコの農村地帯の一般集団でのDIDの罹患率の報告がある。この報告では，7％が構造化面接によって解離性障害と診断され，そのうち半分はDIDの診断を受け，その最小罹患率は0.4％であることが見い出された（Akyuzら，1999）。さらに，オランダ人の精神科医の40％が，少なくとも一回はDIDの診断をつけたことがあるとの報告が出た（Sno and Schalken，1999）。これらの報告では，典型的な北アメリカでの研究と異なり，催眠が使われていないことに注目する必要がある。DIDがアメリカにだけ存在する特殊な疾患であり，単なる偏見，被暗示性，催眠と文化の影響であるとして片付けられてはならないことをこの研究は示唆している。

## E. 病因

　小児期の圧倒的な外傷体験を和らげるための適応機能として解離を起こす能力が強化される。それを核として交代人格が形作られて肥大してゆくと考えられている。SpiegelらによるとDIDは被暗示性の高い人が強い心的外傷を受け

表10 DIDの発症に関する4要因説[9]

①被暗示性の高さ
②幼児期に性的虐待などの心的外傷が加わるということ
③解離の防衛をとることによる多重人格を形成するような核になる体験のあること
④親が発現を阻止するような養育的態度をとらなかったこと

安 克昌：解離性障害（松下正明，編：臨床精神医学講座 第五巻 神経症性障害・ストレス関連障害），中山書店，東京，p450-467, 1997.

て発症するという。R. Kluft は DID の発症に関する4因子説を提唱している（**表10**）[9]。

また，DID の患者には脳波異常の可能性が高いという報告もある。

外傷体験として一番頻度の高いのは，幼児期の性的，身体的，精神的虐待である。実際に，P. M. Coons と V. Milstein の報告では，DID の患者20例中75％に性的虐待があり，50％に身体的虐待の既往があったと述べられている。合衆国国立精神保健研究所が行った DID 患者100例の調査でも，全患者の97％に，小児期の重大な心的外傷体験があったと報告している[13]。その他の外傷体験には，小児期の家族や友人の死の目撃，重大な身体の障害なども挙げられている。

## F. 症状

DID と診断されるまでに，うつ病，パニック障害，境界性パーソナリティ障害，統合失調症（精神分裂病）などさまざまな精神疾患の診断を受けていることが多い（**表11**）[9]。

**表12**[15] は102人の DID に見られた16種の二次症状の出現頻度。

表11 解離性同一性障害(多重人格障害)の臨床的特徴(Ross, 1997)[17]

1. 性的・身体的虐待の既往
2. 女性
3. 年齢:20〜40歳
4. 記憶の欠落
5. 頭の中に声がする,あるいはほかのSchneiderの1級症状
6. DSM-Ⅳの境界例の診断基準を(ほとんど)満たす
7. はかばかしくない過去の治療歴
8. 自己破壊的行為
9. 思考障害はないこと
10. 頭痛

Ross CA : Dissociative Identity Disorder ; Diagnosis Clinical Features, and Treatment of Multiple Personality, 2nd ed. John Wiley & Sons, New York, 1996.

表12 102人の解離性同一性障害患者に見られた16種の二次的症状の出現頻度[15]

| 項　目 | 患者数 | ％ |
| --- | --- | --- |
| 内部に他者が存在すること | 92 | 90.2 |
| 複数で話し合う声が聞こえる | 89 | 87.3 |
| 内部から声が聞こえること | 84 | 82.4 |
| 他者に操られること | 83 | 81.4 |
| 小児期についての健忘 | 83 | 81.4 |
| 自分自身について「われわれ」あるいは「われわれの」という言葉を使うこと | 75 | 73.5 |
| 内部にいる人が別の名前を持っていること | 72 | 70.6 |
| 全くの空白状態に陥る | 69 | 67.7 |
| フラッシュバック | 68 | 66.7 |
| 覚えていないできごとについて他者から話しかけられること | 64 | 62.8 |
| 非現実的感覚 | 58 | 56.9 |
| 見知らぬ人が患者を知っていること | 45 | 44.1 |
| ものがなくなったことに気づく | 43 | 42.2 |
| 見知らぬ場所で空白状態になること | 37 | 36.3 |
| 説明されることのできない物品の出現 | 32 | 31.4 |
| 異なった筆跡 | 28 | 27.5 |

Sypnosis of Psychiatry ; Behavioul Sciences/Clinical Psychiatry 7th ed, Harold I.Kaplan et al, Willams & Wilkins, Baltimore, 1994.

## 1. 交代人格

　各々の交代人格は患者の人生において、特定の重要な機能を果たしている。たとえば迫害者人格はかつての虐待者を取り入れたものと考えることも出来るが、同時に怒りと猜疑心によって患者を外敵より守り、新たな外傷体験から遠ざける役割も持っているかもしれない。保護者人格は同様に外敵から患者を守ったり、場合によっては迫害者人格や自傷人格の起こそうとする自己破壊的行動を食い止めたりするだろう。子ども人格は虐待の対象となって脅えているものや、天真爛漫に振る舞い、遊びを楽しむものもある。他にも異性人格、性的放縦人格、薬物乱用人格、芸術家人格などさまざまな人格がみられる。それぞれの人格は独自の存在意義を持つので、たとえ問題行動を起こす人格であっても治療現場では軽視せず他の人格と同様に扱わなければならない。

## G. 診断

　診断は治療者が交代人格と直接出会うことによってつけられる。他の精神科的疾患の治療が難渋していて偶然に、交代人格と出会うこともあるかもしれないし、治療者がこの疾患を疑って交代人格と話したいと望む場合もあるだろう。後者については後で述べる。
　DIDは解離性障害の中で最も慢性で重篤なものという位置づけであり、自然治癒することはないと考えられている。またDIDでは、他の疾患では用いないような面接技法を要する。そのため正確な診断が必要となる。
　DIDと鑑別が必要な疾患は多い。C. A. Rossの報告によるとDIDという診断を受けた患者が、それ以前に付けられた病名を調べると、第一位は気分障害で63.7％、二位はパーソナリティ障害で57.4％、三位は統合失調症で44.3％であり、DIDの診断を付けることの難しさが示されている。DIDの鑑別診断を難しくする要因として患者本人が症状を隠し明かしたがらない傾向が挙げられる。家族を巻き込んで疾病利得を得ている場合もある。本人だけでなく家族も交代人格の存在を隠し、否認していることも多い。特に児童虐待があった場合

はその傾向が強い。初めて患者が医療機関を受診してから，DID の診断が確定するまでに平均 6.8 年の受診歴を持つ。

　DID 患者は主人格が他の交代人格と記憶を共有せず日常生活を送っている場合が多い。よって自分から DID であると訴えることは少ない。確定診断のためには治療者が交代人格を確認することが必要となるが，それらが確認できずに違う病名を付けた場合，有効な治療が行えずドクターショッピングや治療脱落となる例が多い。実際の診断では DID の兆候を見つけた場合には，可能であれば交代人格を診察室で実際に確認し，まずは詐病を念頭に置きながら鑑別診断に入らなければならない。解離性健忘と解離性遁走では，ある人格が他の人格を認識するということはなく，また自己同一性の不連続な変化も見られない。統合失調症では思考障害や陰性症状が存在するが，「他の人の声がする」と訴える点と，自分が自分以外の人間ではないかと疑いを持つ点は DID と誤診されやすい。気分障害のなかでもとくに急速交代形双極性障害は，そのめまぐるしく変わる気分の変調の激しさにおいて DID の人格交代とまちがえられるかもしれない。境界性パーソナリティ障害における対人関係の不安定さが，DID と誤診されることもある。両者が合併することもあるが，DID を治療する経過で，境界性パーソナリティ障害の DSM 診断基準に当てはまらなくなることもある。健忘が起こる他の疾患，特にアルコールの使用による症状や，側頭葉てんかんには注意が必要である。

　身体診察は，健忘を起こす他の器質的疾患を除外するために行われる。頭部外傷，脳腫瘍，脳血管性障害，認知症，脳炎，その他意識障害を起こす疾患を除外する。脳波，CT，MRI，甲状腺機能検査など一般的な検査を行う。身体診察によって自傷行為の痕や，虐待による身体的損傷の傷痕が見られることもある。これらが見つかったなら，問診で情報収集を行う。場合によっては他の人格がその記憶を持っていることもある。

　DID の診断は治療者が患者（主人格）とは別の記憶と行動体系を持つ人格を確認することから始まる。これらの交代人格が，ある時は患者の行動を完全に支配することを私たちは確認できなければならない。このとき多くの場合，主人格や他の交代人格は，共有する記憶を持たない。しかし交代人格によっては，他の交代人格の行動や記憶を把握しているものもある。

これらの交代人格と接触するために，直接患者に対して"先日○○をした，あなたの別の部分と直接お会いしたいのです。"と呼びかけることができる。DID患者であれば，内面の葛藤が生じて，このような呼びかけに対して苦悩の表情を見せるかもしれない。もしそのようであれば粘り強く呼びかける。DID患者でなければ，治療者は患者の表情に何の葛藤も見い出さないであろう。また，催眠を用いる技法もあり，DIDの診断，治療において有用である。DID患者は高い被暗示性を持つと考えられていて，良い催眠の被検者である。催眠に関しては経験のある同僚などにコンサルテーションをうけることが賢明であろう。

　ロールシャッハ・テストはDID患者と統合失調症患者を区別することに役立つ。DES（解離体験尺度）は，解離体験のスクリーニングのために広く使われている。またDIDの診断にも補助的に使用される。そのほかにもいくつかの解離を測る評価尺度が開発され，DIDの診断に役立つという報告がある。

# H. 治療

　DIDの最も効果的な治療は，支持的または洞察的な精神療法であり，場合によって薬物療法や催眠療法を組み合わせる。

　DIDの効果的な治療の原則を示す（**表13**[15]）。

　さらに以下にF. W. Putnumによる治療の8段階を示す。

1) 診断をつけること
　　最も重要な段階である。場合によっては家族や友人，職場からの情報も必要になるかもしれない。
2) 最初期介入
　　まずは主人格や接触しやすい交代人格と話し，情報を集める。性別や年齢，機能，役割について聞き，他の人格についてどう思っているかを話してもらう。人格の一覧表を作り，常に更新する。

**表13 解離性同一性障害の効果的な治療の原則** [15)]

1. 破壊された境界により状況は作られる。それゆえ、効果的な治療には、安全な治療の枠組みと、堅固で一貫した境界が必要である。
2. この状況は、主観的で制御を欠いた、積極的で辛抱強い攻撃や変化の1つである。それゆえ、治療の焦点は、克服ということや、治療過程への患者の積極的なかかわりに当てられるべきである。
3. その障害は自立的である。この障害による被害者は、外傷を負わされることを選ばず、症状がしばしば自制を越えていることに気づいている。それゆえ、治療は強い治療同盟に基礎づけられるべきであり、治療同盟を作る努力は、経過中一貫して約束されるべきである。
4. この状況は葬り去られた外傷の1つであり、隠遁した感情の1つである。それゆえ何が隠されているかが解き明かされ、どんな感情が葬り去られているかについて無意識に抑圧された感情が解除されなければならない。
5. この状況は、異なる人格間にある知覚された分離や葛藤の1つである。それゆえ、治療は、協調、協力、共感、あるいは互いの関係を強調し、人格の分離を余分なこととして、葛藤を弱められるようにすべきである。
6. この状況は催眠下の入れ替わる現実の1つである。それゆえ治療者のコミュニケーションは、明解で直接的であるべきである。混乱したコミュニケーションの入る予知はない。
7. この状況は、重要な他者の矛盾した言動に関係がある。それゆえ治療者は、すべての変化した人格に対して公平であるべきで、えこひいきを避け、さまざまな人格に対する彼あるいは彼女の行動を劇的に変えることを避けるべきである。すべての変化した人格に対する治療者の一貫性は、患者の解離性防衛に対する最も強力な攻撃の1つである。
8. この状況は、安全、自尊心あるいは将来に対する見極めを損なわせるものの1つである。それゆえ治療者は、患者の士気を回復させたり現実的な希望を徹底的にたたき込むようにすべきである。
9. この状況は、圧倒的な体験に由来する。それゆえ治療の歩調が重要である。たいていの治療の失敗は、問題の構成要素について相談するための患者の許容量を超えてしまう時に起こる。次の「1/3の法則」を守ることが賢い方法である：面接の最初の1/3で難材料に入り込み、真中の1/3でそれを操作し、最後の1/3で処理して患者を安定させようとする企図がうまくいかない場合は、患者が感きわまって面接の場から立ち去ってしまわないかぎり、その材料を扱うのはやめよ。解除反応は再び外傷を与える結果になることは許されない。
10. この状況は、他者の無責任によりもたらされる。それゆえ治療者は責任を持ち、すべての人格に、治療者は信頼にたるという高い信用を持たせ、道理にかなった全体的な信頼とは何かをわからせることが重要である。
11. この状況は、しばしば子供が何もしないように保護してきた人により引き起こされる。治療者は、技術的に中立を守ることが拒絶や気にかけていないと解されることを予想することができ、感情表出を許容する温かい態度をとることが良いと予想できる。
12. 患者は多くの認知の障害を持っている。治療者は、道筋をつけこれらを訂正し、前進のための基礎としなければならない。

Sypnosis of Psychiatry ; Behavioul Sciences/Clinical Psychiatry 7th ed, Harold I.Kaplan et al, Willams & Wilkins, Baltimore, 1994.

3) 最初期安定化

　各交代人格が，自分の行動についての因果関係を学び，社会生活を営みやすくするように契約を結ぶ。KluftとBraunが米国精神医学会で提唱した，危険な行動を制御するための一般的な契約は，「私はいつでもどこでも，内部でも外部でも，偶発的にでも故意にでも，自分自身も他者も傷つけたり殺したりしない。」である。

4) 診断の受容

　患者は統合にいたるまで診断を否認しようとすることが多い。この事で患者と議論することは徒労に終わるかもしれない。各人格が持っていない記憶の断片を埋めながら，地道に精神療法を進めていくしかない。外傷体験の除反応もなく，突然統合したと患者が言った場合，「健康への逃避」つまり，別の形の否認であることを疑わなければならない。この場合しばらくするとまた交代人格は出現するであろう。

5) コミュニケーションと協力の発達

　交代人格同士がどのようなコミュニケーションをとっているかを把握した上で，そのコミュニケーションを推し進めてゆく。治療者が媒介者となり，人格システム内の会話を始めさせる手がかりを作る。日記やテープレコーダーを使い，最終的には内部会話に進めてゆく。この段階まで来ると，記憶の障壁は崩れ，患者は自我に連続した感覚を持つようになってくる。さらに内部で一人の人間としての意思決定を行い，人格交代のコントロールを行い，環境へ適応していく事ができるようになる。

6) 外傷の消化

　外傷反応の除反応を行い，混沌とした記憶を処理し，時系列に並べなおす。

7) 解明と統合

　除反応が終わった段階で，多重人格障害をもったままで生きていくか，さらに治療を進めて，完全な自我の統一感を求めていくかを話し合わなければならない。

8) 解明後の対処技術の向上

　解離という対処行動を失った患者と，現実問題へどう対処していくかを話し合う段階である。

## 1. 精神療法

　DID患者に対する精神療法は，時間のかかる，感情的にもやっかいな過程となりえる。精神療法の過程において治療者は各々の人格を無視し，軽く扱ってはいけない。それぞれの人格が互いに協調することができるように，患者を一人の人間として扱わなければならない。

有効な指針として「三つのルール」(Kluft, 1988, 1991) がある。

　①セラピストは，患者の現在の精神状態と生活問題を評価し，意識的記憶の想起から利益を得るかもしれない問題域を定義して，徹底的にワークスルーしなければならない。

　②セラピストは，この記憶にアクセスして，ワークスルーすることに時間を費やさなければならない。

　③セラピストは，患者が知識を自分のものとして吸収し，情緒反応を調整するのを援助しなければならない。また，セラピストに対するどんな応答でも話し合い，ごく近い将来の計画を議論しなければならない。

　またDIDの治療では以下のような特殊な技法も用いられる。

　『トーキングスルー』は，「ここにいる皆さんがこれから私の言うことにしっかりと注意を集中して他のことは考えないようにしてください。私は全員に聞いてほしいのです。」と患者の人格システム全体に話しかけることである。治療者は交代人格全員に話しかけながら，同時に患者を一つの人格システムとして扱うことができるという利点がある。

　『記憶や人格システムのマッピング』は各交代人格が持つ記憶をならべてゆき，患者の生活史を作り上げてゆくというものである。また交代人格がどのような役割をもち，互いにどのような相関を持っているか図示してもらう。つまり患者の精神内界を明らかにしてゆく。これらは定期的に更新し，治療者と患者の両方が持っておく。

　『自己救済者や内的迫害者と関係をとる』患者の交代人格の中には，自己救済者として治療の進むべき道を示唆するものがある。また別の交代人格は内的迫害者として，その憎悪のエネルギーで主人格を外敵から保護する一方，逆に主人格を虐待することもある。治療者はこれらの交代人格を人格システムの一部として尊重しながらも，患者の不利益になることは断固として認めない。

## 2. 催眠の使用

　DIDの治療にとって催眠は効果的に用いることができる。催眠の使用は交代人格を増やし解離症状を重症化させることはない。催眠は，交代人格を確認して診断すること，治療者が人格交代をコントロールし患者を保護すること，健忘の障壁を越えて他人格とコミュニケーションすること，外傷体験を除反応することなどに用いられる。

## 3. 精神薬理学

　現在まで，いかなるタイプの薬物も，DID患者の示す解離症状に直接治療効果を示したというデータはない。(Loewenstein, 1991 b ; Markowitz and Gill, 1996 ; Putnam, 1989)。

　実際，大部分の解離症状は，薬理学的介入に比較的抵抗するようである (Loewenstein, 1991 a, 1991 b)。このように，薬物療法は，本質的な解離の治療よりは，症状のコントロールや並存する症候の治療に限られていた。

　（i）バルビツール酸

　記憶回復を目的とする面接で，アモバルビタールのような短時間作用性バルビツール酸誘導体が静注で用いられた。あまり良い結果が得られないと言う報告もあるが，注意をして使えばかなり有効であるという報告もある。

　（ii）ベンゾジアゼピン

　ベンゾジアゼピンは，外傷性記憶の想起に伴う二次性の不安をコントロールし，記憶の想起を容易にするのに用いられた。しかし，これらの効果は，非特異性である可能性がある。さらに，投薬によって誘発される突然の精神状態の移行は，トリアゾラム（短時間作用性ベンゾジアゼピン催眠薬）に対する最近の懸念が示すように，健忘性障壁を減少させる可能性よりはむしろ，増加させる可能性がある。DID患者に対するベンゾジアゼピンを使用した唯一の系統的研究は，レーウェンスタインら（1988）によって行われた。この研究では，DID患者五名に対し，PTSD様の症状をうまく制御するためにクロナゼパムを使用し，フラッシュバックの頻度と中途覚醒，悪夢の改善が示された。

　（iii）抗うつ薬

　DID患者に有用なことがあるのは，向精神薬の中では抗うつ薬である。とい

うのは，そのような患者はしばしば気分変調症または大うつ病を合併しているからである。これらの障害が並存するとき，特に身体症状と自殺念慮がある場合は，抗うつ薬は有効なのである。抗うつ薬の使用が有益であるという研究報告が少なくとも2つある（Barkinら，1986；Kluft, 1984 a, 1985 b）。これらの研究報告は，抗うつ薬の使用は大うつ病を合併しているDID患者の治療に限られていなければならないということを示している。

　より新しい選択的セロトニン再取り込み阻害薬（SSRIs）は，合併する大うつ病の症状を減らす効果があり，自殺の危険性が高いDID患者の治療において，三環系抗うつ薬とモノアミンオキシダーゼ阻害剤（MAOIs）と比較して，大量服薬しても死亡率がはるかに少ないという長所がある。

　DIDでは隠れている他の人格が内服を妨げる可能性があるので，投薬コンプライアンスが問題になることがある。また，自己破壊的な他人格が薬を貯めておいて，過量服用する可能性がある。

(iv) 抗精神病薬

抗精神病薬は，解離症状を減らすことにまず役立たないといわれている。しかし，場合によって衝動的行動を抑制するために使われることがある。

　抗精神病薬はDID患者に情動の麻痺や遅発性ジスキネジアのような副作用を起こす可能性がある。そしてそのような副作用のため，彼らがあたかも統合失調症患者であるかのように見えるので，誤診を引き起こす可能性がある。

　実際，大部分のDID研究者は，抗精神病薬を用いて，有害な副作用の非常に高い発生率を報告した（Barkinら，1986；Kluft, 1984 a, 1988；Putnam, 1989；Ross, 1989）。

(v) 抗けいれん薬

　バルプロ酸やカルバマゼピンのような抗けいれん薬は，DIDに高率に合併するてんかん発作（Mesulam, 1981；Schenk and Bear, 1981）や気分障害（Fichtnerほか，1990）さらにパーソナリティ障害と関連する衝動性を治療するために用いられることがある。これらの薬物は，衝動行為を減らすのに用いられるとはいえ，決定的に有効なわけではない。重大な副作用の報告もある（Devinskyら，1989）。また他の薬物と同様に薬物乱用や大量服薬の高い発生率は，心に留めておかれなければならない。

(vi) β遮断薬

Braun（1990）は，β遮断薬がDID患者において，過覚醒，不安，衝動コントロール不良，解体した思考，急速でコントロールできない人格交代の治療に役立つ可能性があることを示唆した．しかし，実際の改善率や，合併症または薬物の副作用の発生率について有用な情報はほとんどない．

## 4. 電気けいれん療法 ECT

DeBattistaら（1998）は，高度の自己破壊的な行動と，大うつ病を伴う4例のDIDについてECT治療の報告をした．患者のうちの3人において，ECTはDIDに悪影響を与えることなく合併する大うつ病を治療するのに有効であったと述べている．

## 5. EMDR：眼球運動による脱感作と再処理

EMDR（Eye Movement Desensitization and Reprocessing）は近年になってPTSDやDIDなどの外傷性精神障害を扱うセラピストによって使用されるようになった．EMDRは，暴露，脱感作とその他のさまざまな治療に共通する要素を含んでいる．PTSD患者に対するEMDRについての研究では，効果を支持するものと支持しないものがあるが，その眼球運動の特異的な効果については一定の見解が得られていない．エゴステートセラピー（自我状態療法）や催眠とEMDRをDIDの治療に組み込むことを提案する報告もある（Wade and Wade, 2001）（Fine and Berkowitz, 2001）．彼らは，それら治療の組み合わせによって，悲しみとトラウマが解決され，必要な技術と能力の獲得が起こり，自我状態間の共同意識と和解が進み，発達的修正経験を促す可能性があることを示唆した．

# I. 症例

## 1. DIDの症例

　24歳女性。会社員。3人兄弟の長女で父親は会社の経営者。両親は本人が幼少期より家庭内別居状態である。2歳下に妹，6歳下に弟がいる。高校一年生の頃より記憶が飛んでいる事があった。中学高校では気分の波が激しいことをたびたび教師や母親に指摘された。また友人に指摘され，自分の中に他の人格がいると気づいたが，日常生活で困ることはなかった。高校生の時，覚醒剤を始め19歳まで使用した。高校退学後，経理の資格を取り，従業員数人の会社に就職。20歳で結婚した。

　その後父親の経営する会社の後継者となる話がでて，その決断を迫られたり，夫との離婚話が出たりと悩みが多かった。夜中に自分でも知らないうちに無茶食いをしたり，会社をいつの間にか早退していたりといった，問題行動が増えてきたため，夫の薦めで当科受診した。

　症状として次のようなものが明らかになってきた。頻回の人格交代，仕事場や家庭などにおける健忘，生活史の想起不完全，幻視・体感幻覚，解離性意識障害，情動不安定，境界性パーソナリティ障害様の症状，パニック発作などであった。週一回の外来通院を始めたが，自宅近くの交番に行き，攻撃的な交代人格が出現したため保護され，A精神科病院に1ヵ月半の入院をした。

　治療者は入院中に交代人格と積極的に接触した。日記を使って，交代人格とのコミュニケーションをとり，情報収集をして交代人格のマッピングを行った。治療契約は書面で行った。主人格以外の各人格がそれに同意するように，「あなたの治療を行うために守っていただく必要がある約束を書面にしました。この書面に同意する意志があればお互いに協力してください。反対意見があれば今この場所でその意志を表明してください。」とトーキングスルーを使って呼びかけた。しばらくすると過去の外傷体験を想起して面接中に不穏となり，夫や看護師に攻撃的になり始めた。これを繰り返していくうちに各交代人格の記憶や感情の障壁が崩れ，交代人格によっては，他の交代人格の記憶や感情を共有するものも出てきた。次第に人格交代や情動不安定は減少したため退院した。

その後夫とは離婚し職場は解雇となった。その後，元夫と連絡してけんかとなったのをきっかけに，幼児人格に交代したまま主人格へ戻らなくなり，二週間の危機介入的入院をした。退院後も依然として週1～2回の人格交代があり，通院は続けていたが，本人の希望があったため主治医の転勤を機会に治療終結とした。
　一年後，本人が再婚して今度出産する予定だが大丈夫かという，母親からの問い合わせがあった。治療終結後は病院にもかからず，何とか主婦業をやっていたようである。母親に一般的なアドバイスをしたが，その後は連絡がない。

## コメント

　本症例はDIDの中核群である[16]。この症例では人格交代時に数秒から十数秒間の意識消失発作があり，健忘を残しいちじるしい同一性の障害があった。人格交代の瞬間には，トリガーとなる出来事に続いて，頭痛・不安・パニック・意識消失などがしばしば観察された。これはDIDの人格交代に特徴的な様式であり，出現する人格によって観察される動作が違ってくるため人格を推測する手がかりにもなった。DIDでは子ども人格・迫害者人格・保護者人格などが存在することが多い。覚醒剤を乱用していた人格のフラッシュバックによる幻視・体感幻覚が見られ，統合失調症との鑑別を要した。一般にDIDの症状は豊富で，他疾患と共通する症状も多いため鑑別が重要となる。
　この症例は大うつ病・境界性パーソナリティ障害・パニック障害・PTSDなどの診断基準をいずれも部分的に満たした。特に，境界性パーソナリティ障害の診断基準はすべて満たしていたが，治療が進むにつれ診断基準に当てはまらなくなった。治療1年を経過した時点での状態像としては，大うつ病が一番近いと思われた。人格交代は週1～2回であり，診察室では交代しないため，もし経過を隠してまたは無視して診断すると大うつ病ということになってしまったであろう。DES（解離体験尺度）では60であった。これはDIDの平均値とほぼ一致する。
　初回入院は，問題行動がきっかけであったため，治療契約は「問題行動を少なくする」ことであった。入院当初は人格交代を出来るだけ起こさない方法や，起こったときに夫がどう対処するかということを相談していたが，頻回の人格

交代が起こりはじめて問題行動が増えたため，部分的な人格の統合を目指すこととになった。つまり一人の人間として連続性が持てるように，交代人格同士の連絡を出来るようにしたのである。DID患者は華々しい症状こそ持っているが，外傷体験をくぐり抜けて来た，内に秘めた豊かな資源を持っている。この豊かな資源を無視して，外傷体験を聞き出しての除反応に治療者が夢中になるのは非治療的であると考えられている。

中核群のDIDにおいて，治療者は，交代人格の持つ葛藤が他のどの精神疾患よりも鮮やかであることに驚くだろう。そして人格が，状況に応じてその役割を瞬時に切り替える精妙さに治療者はとらわれがちである。治療者は患者を特別なものとしてみる誘惑に打ち勝って，患者が常に一人の人間であるというメッセージを与え続ける必要があるだろう。

Benjaminら（1998）は，DID患者である母の育児経験の分析において，母親としての機能は，対照群（精神疾患をもつものも含む）より貧弱であると報告した。解離（記憶喪失，離人症，現実感喪失，同一性混乱，同一性の変化）のすべての症候が育児活動を妨げたという。この報告からは，DIDをもつ母親の治療においては，育児についてもサポートする必要が示唆される。次に述べる2・3症例は他の精神疾患に交代人格が出現した例である。

## 2. 統合失調症において多重人格が出現した症例

17歳男性，高校二年生。父は公務員で妹が二人。幼少期に特記事項なし。元来友人も多く活発な方であった。中学二年の時，友達に自分の中に人格が四人いると話したことがある。高校二年の夏に失恋し，しばらくその彼女をつけ回していた。その後，『学校で嫌がらせを受けているので人格の一人が危ない。転校したい。』とスクールカウンセラーに訴えたため，A精神科病院に紹介された。外見はしっかりしていて，服装もだらしないところはなく，話し方もしっかりしていたが，ややエネルギーの乏しい印象であった。

本人は『（学校で）誰が嫌がらせをしているのかわからないし，証拠もないのでどうしようもない。』と訴えた。本人の訴えるような嫌がらせを実際に受けている形跡がないため，被害妄想が疑われた。また『4人の人格の年齢を足して4で割ると15になるので，15歳で人格が一つになる予定だった。』と奇妙

な考えも話した。本人は、幻聴、独語やさせられ体験などのはっきりとした異常体験について否定した。

人格交代は主に睡眠時に起こり、健忘や意識の消失は伴わなかった。本人は、四人の人格が一人の体に共存していることは自然な事と捉えていた。それぞれの人格は特に問題を起こすわけでもなく、協力して今までの生活を続けることが出来た。学校で誰かに嫌がらせを受けるという不安と不眠を訴え、『転校したいので診断書を書いて欲しい。』と要求した。統合失調症を疑い抗精神病薬（オランザピン 10mg）を投与したところ、不安が軽減した。人格交代を妄想と捉え、面接の中ではなるべく触れず、支持的精神療法と並行して家族介入を行った。1ヵ月ほどすると、二人の人格はいなくなり、もう一人の人格も弱っていると言い、次第に面接の中で人格交代については触れなくなった。

## コメント

本症例は統合失調症と診断した。各人格の特徴がはっきりせず、人格間の記憶もほとんど保たれているため全体として同一性の混乱はなかった。また、人格が交代する時の意識消失は観察されなかった。DIDと統合失調症の幻聴を比較した場合、次のようになるだろう。DIDでは幻聴は交代人格間の会話として、また主人格を他の交代人格が非難したり脅したりする言葉として頭の中に知覚される。一方、統合失調症の場合は、幻聴は基本的には頭の外から聞こえる短い文章や単語である。本症例はDESが21であった。これは統合失調症の平均値とほぼ一致する値であった。

"多重人格"という言葉が一般化している現在、本症例のように、他の精神疾患で自分は多重人格であると訴える患者も今後増えてくる可能性がある。

## 3. 交代人格が出現した身体表現性障害の思春期症例

17歳女性、高校二年生。三人姉妹の三女。

幼少期に特記事項なし。幼稚園までは活発で友達も多かったが、その後友人の中で浮いてしまうようになる。小学校四年生のとき耳が聞こえにくくなり、耳鼻科を受診したが異常なく精神的な問題といわれたことがあった。小・中学校のときに数回過呼吸発作があった。

地元の公立高校に進学し，長女と次女に対抗意識を燃やして生徒会・百人一首・声楽・バトミントン・陸上・弁論などの活動でがんばっていた。
　高校二年生の5月に39.2℃の発熱，腹痛，嘔気があり，県立病院外科を受診し，試験開腹・虫垂切除術施行される。退院後も腹痛・微熱・食欲不振が続き，上部下部内視鏡，注腸造影，CTで異常がないため，心療内科の担当医師より精神科での入院治療を勧められ，大学病院精神科を紹介された。初診時主訴は「過呼吸が起こる。入院したい。」入院後面接中に，『私は有栖川エルナです。』と名乗る。『この子はまだ学校の先生に気に入られようとしている。止めさせないといけない。社会に出たら終わりですから。』と大人びた口調で話す。次に幼稚園児の『○○ちゃん』と自分を名乗り，『一番甘えたいのはママ。パパにも甘えたいが怖いときがある。』と幼児言葉で話す。さらに次の面接では急に攻撃的な口調になり，『私は蓮城海里17歳。ここから出せ。』と机を蹴る。その後もとの様子に戻り，『人格が変わることを親にいったら言葉をなくすと思う。退院延ばしたいな。』と話す。構造化した家族面接と個人精神療法で症状が軽減し，人格交代も1ヵ月ほどで収まり，退院した。

## コメント

　本症例の交代人格は行動の連続性は無かったが，主人格以外の人格同士は記憶を共有していた。家族面接では，本人が情緒的な問題を口にする度に両親でなだめ，問題を否認する姿が度々見られた。その割に身体症状は容易に受け入れていた。まるで家族の葛藤が本人の身体症状に置き換えられているかのように家族ぐるみで"美しき無関心"の態度であった。
　本人が自らの情緒的な悩みを感じ始めたとき，それまでの身体化症状ではなく人格交代という形で訴え始めたのである。この方法によって本人は悩みを言語化し両親に伝える事が出来たが，同時に母親を心配させて大事にされなくなるという恐怖に直面しなくてすむという利得がうかがえた。主治医は人格交代という症状を遷延化させるのではないかという不安を持っていたが，悩みを口に出して言えたことを肯定的に評価することにした。さらに次の家族面接で，人格交代が起こった事とそのとき話した内容を本人の口から伝えるよう促した。本人はそれを受け入れ，次の家族面接で自らの悩みを交代人格の言葉とし

て伝えることに成功した。このように本症例では，2の症例と同様に交代人格は患者本人の葛藤や意志を表現する媒体となっていた。もちろん2の症例では自己完結的な妄想であったが，3の症例では自分の意志を間接的に他人に伝える手段として，積極的に利用されているように考えられることは精神病理学的に興味深い[6]。

## まとめ

DIDは20世紀初頭から報告が増え始め，20世紀後半の北アメリカにおいて爆発的に患者が増加した疾患である。虐待の既往がこの疾患の発症に関係すると言われている。現在日本では報告例は少ないが，決してまれな疾患とは言えなくなってきている。この疾患について知識を得たうえで，常に鑑別を念頭におく必要がある。

一般にDID患者の解離症状に薬物療法が著効を示すことは少なく，長期にわたる精神療法が必要となる。この疾患に必要な独特の介入技法もある。治療者は患者に巻き込まれやすいため，経験のある同僚にコンサルテーションを受けることが望ましい。

### 文　献

1) American Psychiatric Association：Diagnostic and Statistical Manual of Psychiatry, 4th ed. Washington DC, 1994.
2) 安　克昌：交代人格との出会い―DIDの診断について.アルコール依存とアディクション 14 (1)：9-16, 1997.
3) Bliss EL, Jeppsen EA：Prevalence of multiple personality among inpatients and outpatients. Am J Psychiatry 142：250-251, 1985.
4) Coons PM：The differential diagnosis of multiple personality；A comprehensive review. Psychiatr Clin North Am 7：51-67, 1988.
5) Coons PM, Bowman ES, Kruft RP, et al：The cross-cultural occurrence of Multiple Personality Disorder; Additional cases from a recent survey. Dissociation

4：124-128, 1991.
6) 平川清人, 浦島　創, 永井　宏, 西村良二：思春期に交代人格を呈した症例における臨床的特徴. 福岡大学医学紀要 32（4）：153-158, 2005.
7) 一丸藤太郎：多重人格の一例—その成り立ちと変遷について. 心理臨床研究 8：32-44, 1990.
8) Kruft RP：Multiple Personality disorder. The Amrican Psychiatric Press Annual Review of Psychiatry, Tasman A, et al（ed）, vol 10, 161-188, Amrican Psychiatric Press, Washington DC, 1991.
9) 松下正明, 編：臨床精神医学講座　第五巻（神経症性障害・ストレス関連障害）中山書店, 東京, p450-467, 1997.
10) 中村古峡：変態心理の研究. 大同館書店, 東京, 1919.
11) Nemiah JC：Dissociative disorders. Comprehensive Textbook of Psychiatry, 3rd, Freeman AM, et al（ed）, 1544-1561, Willams & Wilkins, Baltimore, 1981.
12) 荻野恒一：精神病理学入門. 誠信書房, 東京, 1964.
13) Putnum FW, Guroff JJ, Silberman EK, et al. The clinical phenomenology of multiple personality disorder ; Review of 100 recent cases. J Clin Psychiatry 47：285-293, 1986.
14) Putnum FW：Diagnosis and Treatment of Multiple Personality disorder. Guilford Press, New York, 1989.
15) Sypnosis of Psychiatry ; Behavioul Sciences/Clinical Psychiatry 7th ed, Harold I.Kaplan et al, Willams & Wilkins, Baltimore, 1994.
16) 浦島　創, 植村　彰：自我同一性の混乱が人格交代の頻発を招いた解離性同一性障害の一例. アディクションと家族 9：108-115, 2002.
17) Ross CA：Dissociative Identity Disorder ; Diagnosis Clinical Features, and Treatment of Multiple Personality, 2nd ed. John Wiley & Sons, New York, 1996.
18) 斉藤正武, 宮崎忠男：多重人格の一症例. 精神医学 20：257-263, 1978.
19) Robert E Hales, Stuart G Yudofsky, The American Psychiatric Publishing Textbook of Clinical Psychiatry, 4th ed.：p721-729, Washington DC, 2003.
20) World Health Organization：The ICD-10 Classification of Mental and Behavioral Disorders ; Clinical Descriptions and Diagnostic Guidelines. WHO, Geneva, 1992.

（浦島　創）

# XI. トランスおよび憑依障害

## A. 概念

　トランスや憑依は，たとえば「こっくりさん」や「憑きもの」として本邦でもよく知られている様態である。米国の代表的な精神医学教科書[5]では，降霊会における霊媒を例に挙げている。
　本障害の「概念」としては「解離が基本的病的機制と想定されるトランスあるいは憑依」[7]とされる。しかし「トランスとは何か」「憑依とは何か」と問おうとするならば，催眠とヒステリーをめぐる医学史と，神性／魔性をめぐる呪術的な迷路を解説しなければならなくなる[脚注1]。

## B. 診断

　トランスおよび憑依障害は，WHO の策定した ICD-10 において，解離性(転換性) 障害の下位分類に記載されている。同様の病態が DSM-IV では，「解離性トランス障害」の名称で，「今後の研究のための基準案」として同巻末に記載されている。ICD-10 の診断基準を，**表 14** に示す。
　この基準運用のための診断ガイドラインでは，本障害は以下のように記述されている。すなわち「人格同一性の感覚と十分な状況認識の両者が，一次的に喪失する障害。症例によっては，あたかも他の人格，霊魂，神，あるいは『力』

---

1) この魅惑的な"迷路"についてはここでは詳述できない。入門的な文献としては，催眠とヒステリーについては Ellenberger の著書[3]，神性／魔性については吉田禎吾の著書[13]を挙げておく。

**表14　F44.3 トランスおよび憑依障害　Trans and possession disorders**

A. 解離性障害（F44）の全般基準をみたすこと。
B. 次の（1）・（2）のいずれかがあること。
(1) トランス：意識状態の一過性の変化が，次のうちの2項でみられる
　(a) 人格同一性の感覚の喪失
　(b) 身辺の状況に関する認識の狭小化，または周囲の刺激に対する関心が異常に狭く限定される
　(c) わずかなレパートリーの繰り返しに終わる運動・姿勢・会話
(2) 憑依障害：霊や何らかの力や神，または他者に取り憑かれているという確信
C. 上記のB（1）（2）項の基準は，宗教的またはその他の文化的に許容される状態を逸脱して，あるいはそれらの状態の延長線として生じるものであり，不随意で厄介なものであること。
D. 主要な除外基準：統合失調症とその関連疾患（F20-F29），または幻覚や妄想をともなう気分（感情）障害（F30-F39）との同時発症はない。

にとりつかれているかのように振る舞う。注意と認識は直接的な環境のひとつかふたつの局面のみに制限されるか集中し，限られてはいるものの反復する運動，姿勢，発語の組み合わせがしばしば認められる」。そして，幻覚妄想を伴う統合失調症などの精神病性障害，気分障害，身体的原因や精神作用物質によるものなどを除外しなければならない。DSM-Ⅳの研究用基準案でも，ほぼ同様の記述である。

　実際に事例化して医療場面に現れる場合は，純粋に解離性障害のみの病態はまれで，急性の反応性精神病状態（ICD-10ではF23：急性一過性精神病性障害）を呈していることも多い。憑依に関しては，本邦では慣例的に一部の精神病状態も含めて「憑依症候群」として広くとらえており，解離のみで区分けするよりも実践的な診断の視点といえよう。

## C. 分類

　診断上の分類として，DSM-Ⅳに準拠した教科書[5]のように，解離性トラン

スと憑依トランスを分ける場合もある。民俗・伝承・信仰体系に沿った「超常的存在」とされるものが「憑いた」トランス状態が憑依トランスである。

憑依トランスの場合，本人は神や霊的存在の「お告げ」を発するが，しばしば態度，振舞い，声の調子なども大きく変容し，尊大，攻撃的になることもある。ただし，単に無節操に尊大になるのではなく，その超常的存在に備わっているとされる性格を遵守している場合がある。たとえば，本邦における「狐憑き」では古来，コンコンと鳴き四つ足で這ったり，油揚げの供出を退散のための交換条件のひとつに挙げたりするなど，なにがしかのルールをもって治療者と対峙してきた面もある[脚注2]。

実際上は，解離性トランスと憑依トランスは移行することもあり，臨床的に両者を分けることは困難である[10]。一次的にトランス状態にある者に対して，周囲の者が「憑いた」と言い始めることで，初めて憑依がはっきりと現れるという相互作用の存在も常に指摘されており，この分類自体が状況依存的である可能性も高い。ICD-10の分類においても，**表14-B（2）**にあるように「取り憑かれているという確信」の有無で分けられているに過ぎない。

## D. 治療

興奮が激しい場合などは入院を要することもある。環境調整と投薬により，多くは数ヵ月以内に軽快するが，ときにトランス時の健忘を残す。薬物処方については，症状が激しい場合には少量のbutyrophenone系抗精神病薬や，鎮静作用ももつ抗うつ薬（amitriptylineやtrazodone）が使用されるが，基本的に対症的なものである。

とくに憑依の場合，治療者が一方的に薬物療法をおこなおうとすれば，本人および周囲との思わぬ摩擦を招く場合がある。しばしば周囲の者でさえも本人

---

2)「狐」と祈祷師との対峙においては，疾病利得の保持と退散をめぐって「取引（バーゲニング）」が行われていた側面があるという。このあたりの経緯については，中井[6]（とくにp.41-58）参照のこと。

の憑依の体系と地続きの状況にあり，「精神科の薬物」に常に好意的であるとは限らない。憑依された者が，どのような"説明の体系"——なぜゆえにこの状態なのかという物語——を持っているのか，治療者は「科学的」に見下すことなく（いくらそれが非科学的な話であっても）できるだけ丁重に耳を傾ける姿勢が必要である。もしも憑依の形式を借りた要望の表明があれば，医学体系に基づく治療者と，憑依の体系に基づく本人との「取引（バーゲニング）」が，現実原則にのっとって展開され「妥協点」が模索される。それは「科学的」な「治療」とは言えないかもしれないが，しかしおそらく有用である。説明の体系と取引（バーゲニング）については，次項後半に再び触れる。

## E. 文化的・宗教的コンテクスト

### 1. 概念の境界（マージン）へ

　トランスおよび憑依"障害"については，既述のような臨床像として診断ガイドラインに記述されている。しかし現象としてのトランス／憑依は，世界各地に見られるものであり，しかも常に病的とされるわけでは決してない[4]。本来は神の口寄せ儀式であったバリのケチャ・ダンスをはじめ，多くの宗教的儀式には，単調なリズム構成による知覚刺激，単調な身体動作の繰り返し，注意を一点に集中させる道具立てなどが備わっているが，それらはトランス／憑依につながる解離機能を呼び覚ます技法として，積極的に利用されている。また，現代に至るまで霊媒は病者として扱われるわけではなく，また卑近なところでは高速催眠現象も，単調な路面音と持続的前方注視による，一種のトランス状態といえよう。

　トランス／憑依がひらく場は，催眠・夢遊・身体変化など，精神医学がいったん軽視[11]しかけた知見——とくに19世紀のヒステリー理論まで遡る医学的視点[3]——に加え，その様態が発生する場の民俗・文化・信仰体系への人類学的視点[12]，そしてその様態を呈したその人のライフヒストリーに関する個別的成育史的視点[1,2]が，ダイナミックに流れ込み交錯する領域として構成される。

## 2. 診断の境界へ

　ICD, DSMにおける本障害の記述には，ほぼ共通した内容の但し書きが存在する。ICD-10では，本障害は「宗教的ないし他の文化的に受容される状態を逸脱して生じ」るものとされ（傍点筆者）[脚注3]，一方DSM-Ⅳでも「ここで提案されている障害は，その人が属している文化の中で広く受け入れられている文化的および宗教的活動という状況の下で，意図的にかつ苦痛なく，トランス状態または憑依状態に入る人には考慮すべきではない」とされる。この「文化」に関する共通の但し書きは，本障害のもつ意味を深いものにする。

　すなわち本障害においては，純粋に症候学的にその「障害」が切り取られるのではなく，その者の呈している様態が，その場において宗教的・文化的に受容されるものであるか否かという，狭義の医学とは別次元の関数をすでに内在させているのである。仮に症候学的特徴が揃っていたとしても，それが文化的な側面から受容されるものならば，「病気である」という診断は留保され，その様態は医療面において事例化しない。

　トランス／憑依にまつわる「その者」「その場」という個別性の側面は，客観性を柱のひとつとする科学としての医学／診断学にしばしばなじまない。しかし逆に，その個別性を無視して，純粋な医学的視点からその「障害」を診断学的に切り出そうとするときに，おそらくトランス／憑依に含まれているはずの豊かな文化的土壌は，その多くが失われてしまうことにもなる。具体的には，症状が呈していた意味，その個人における背景，症状を創り出した土地の記憶と歴史，その他さまざまな文化装置は，平面的な診断学のみではしばしば掬い取ることができない。

---

3）「逸脱して生じる」の箇所は，ICD-10英語版では"occurring outside religious or other culturally accepted situations"とされ，日本語版の「正常？異常」の規範概念を含んだ「逸脱」という表現よりも比較的中立に，宗教的・文化的に受容されうる状態の「外部において」生じるというニュアンスをもっている。

## F. 文化の境界へ

　トランス／憑依を構成する民間伝承の基盤には，さまざまな精霊信仰と，その精霊と交感するシャーマン文化が存在するとされる。本邦においても，古来のシャーマニズムを母体として，陰陽師，修験者，祈祷師などの巫者の系譜が存在し，突発する憑依現象に対して祓魔行為をおこなってきた。彼らの行為は，その土地の口頭伝承として残り，あるいは能舞台での再演と模倣を経て，再び習俗・信仰として還流し定着し伝播してきた。そこに，憑依を産み出し，逆に憑依が発現することにより存続する相互生成的な，憑依の"文化装置"をみることができる[1]。

　その後，明治新政府の禁止令によって民間宗教と呪術行為は解体することとなった[脚注4]が，このあとから憑依に関する医学的調査報告が徐々に開始され，ここで「憑きもの」は近代医学の対象となっていった。

　しかし土地によっては習俗としての祈祷が根強く残っており，現代においても，精神科受診の前にまず祈祷師のもとへ行くという受療行動が見られることもある。その場合，本章前半で触れたように「説明の体系」すなわち「今の状態はどのようなものであるのか，なぜそのようになったのか，なぜこの私に（あるいはこの人に）それが起こっているのか，そこから離脱するにはどうすればよいのか」という当事者の見解は，決してすんなりと医学モデルに沿うものではない。しばしばそこに呪術モデルと医学モデルの「異文化摩擦」が生起しうる[脚注5]。

　シャーマニズムがほぼ姿を消したと思われる現代においても，憑依の母体は潜在している。いくつかの新宗教の内部においては，祈祷と祓霊の伝統を保持し更新しつつ，ある種のシャーマニスティックな空間を構成する。それらは一般科学を軸とする現代文化のなかに，微小な異文化圏として島状に分布するこ

---

4) その一部は神道系の宗教家に受け継がれ，現代の新宗教の底流になっているという。
5) このとき医療者は，自身の属する体系を揺さぶられ，医学の層からは見ることのできなかった，分厚い文脈を目にすることがある。それは当事者の心理社会的事象にとどまらず，その人およびその土地の歴史，習俗，伝承と社会的変動が塊状をなした複雑な文脈として多元的に現れることになる。詳しくは江口[7]参照。

ととなり，双方の"文化"が折り合えず摩擦をおこす境界面において，トランス／憑依が事例化しやすいとされる[10]。すなわち，その教団における説明の体系と，一般社会の説明の体系が衝突するときに，事例化への準備状態が構成されるのである[9]。ここで本邦の「狐憑き」の明治以降の背景には，その地における旧来の農業従事者と，新興入植者である貨幣経済成功者との摩擦が指摘されている[12]ことを想起してもよい。またシャーマン文化には属さないながらも，現代のいわゆる自己開発セミナーにおいて，集団が密室で儀式的に行う種々の行為（ワーク）は，参加者を容易にトランスへ誘導し感応とカタルシスの場を形成しうる。それはセミナー内部においては心理的転機を迎えるきっかけにもなりうるが，セミナー後には現実生活へ急速な適応を要するため，意識変容を中心とした祈祷性精神病類似の症状を呈した報告もある[8]。このように，文化の境界における摩擦，あるいは説明の体系の衝突が，事例化要因のひとつであることを考えれば，治療の項に述べた「取引（バーゲニング）」の重要性はもう一度意識されてよい。

このようにトランス／憑依のひらく場は，医学の枠組みを越えるポテンシャルをもち，さまざまな文脈が再び臨床場面へ還流しえる構造をもつ。そのダイナミズムの一端でも読者に伝わればと期待して，稿を終える。

## 文　献

本稿は引用箇所のほかにも全般に江口[1]，大月[10]，中井[6]の論に多くを負っていることを付記する。

1 ）江口重幸：滋賀県湖東一山村における狐憑きの生成と変容—憑依表現の社会-宗教的，臨床的文脈．国立民族学博物館研究報告，12（4）：1113-1179, 1987.
2 ）江口重幸：精神科臨床になぜエスノグラフィーが必要なのか．酒井明夫，下地明友，宮地照夫ら（編）文化精神医学序説—病い・物語・民族誌．金剛出版，東京，Pp19-43, 2001.
3 ）Ellenberger, H：The Discovery of The Unconscious. Basic Books, New York, 1970.（木村敏，中井久夫，監訳：無意識の発見（上）．弘文堂，東京，1980.）
4 ）Hacking, I：Rewriting the Soul；multiple personality and the sciences of memory. Princeton UP, Princeton, 1995.（北沢　格，訳：記憶を書きかえる—多重人格

と心のメカニズム．早川書房，東京，1998.）
5）Kaplan H, Sadock B, Grebb J: Kaplan & Sadock's Synopsis of Psychiatry. 7th ed, Williams & Wilkins, Baltimore, 1994.
6）中井久夫：治療文化論―精神医学的再構築の試み．岩波現代文庫，岩波書店，東京，2001.
7）中西俊夫：解離性昏迷，トランスおよび憑依障害．別冊日本臨床，領域別症候群 38：501-502, 2003.
8）大西　建，山田和男，長瀬泰子，ほか：自己啓発セミナーへの参加を契機に精神症状の発現を見た6症例．精神医学 33：1217-1223, 1991.
9）大月康義：手かざしを契機に発症した憑依症候群の一症例―邪病との比較文化精神医学的考察．精神科治療学 8：1338-1344, 1993.
10）大月康義：憑依と精神科臨床―歴史と文化の視点から．臨床精神医学講座，vol.23，多文化間精神医学，中山書店，東京，1998.
11）Simeon D & Hollander E：Dissociative Disorders Not Otherwise Specified. Sadock BJ & Sadock VA (ed) Kaplan & Sadock's Comprehensive Textbook of Psychiatry, 7th ed：pp1570-1576, Williams & Wilkins, Philadelphia, 2000.
12）吉田禎吾：日本の憑きもの―社会人類学的考察．中公新書，中央公論社，東京，1972.
13）吉田禎吾：魔性の文化誌．みすずライブラリー，みすず書房，東京，1998.

（樽味　伸）

# XII. 児童・思春期の解離性障害

## A. 概念

　子どもは心身ともに発達過程における未分化な存在である。そのため葛藤や何らかの心理的問題が生じ，それらをストレスとして感じて家族，友人，学校の教諭や医療従事者に言葉として訴えるかわりに頭痛，腹痛，悪心などという身体的な症状が出現したり，心因性の記憶の脱失やもうろう状態のような意識の変容として出現したりする場合がよくみられる。このように何らかの心理的負荷（ストレス）が身体領域の症状に置き換えられたり意識領域の症状に変容したりする状態に関して，以前はヒステリーという概念が用いられていた。

　「ヒステリー」の語源は子宮を示す言葉であり，ギリシャ・ローマの時代においては女性特有の病気と考えられていた。この言葉は専門用語として，かつて「神経症」として位置づけられたり，「性格」を示す用語として使用されたり，また，日常用語としてはさまざまな偏見や差別的意味合いを含む言葉としてその多義性が今日認識されている。そのため臨床現場では用いられないようになっており，以前用いられていたヒステリーという病名に代わって，今日，解離性障害や転換性障害として呼ぶことが一般的となっている。

　「解離」の概念はJanet Pが最初に提唱し，運動，思考，感情および感覚の統合が障害された状態を意味している。世界保健機構（World Health Organization：WHO）の国際疾病分類第10改訂版（ICD-10）[22]では「過去の記憶，同一性と直接的感覚の意識，そして身体運動のコントロールの間の正常な統合が部分的にあるいは完全に失われることである」と定義されている。またICD-10においては転換性障害も解離性障害の中に含まれていて，「転換」とは，「患者が解決できない問題と葛藤により生じた不快な感情がどのようであれ，症状に置き換わること」とされている。

すなわち，解離が記憶機能の水準で生じると解離性健忘，行動面の水準で生じると遁走（フーグ）や憑依，人格的水準で生じると多重人格，運動機能で生じると運動性麻痺，知覚や感覚での水準でおきると知覚麻痺や感覚脱失などの症状が出現すると説明されている。

　ちなみに転換性障害という診断は，現在精神医学の診断分類として頻繁に用いられているICD-10と米国精神医学会における精神障害の診断統計マニュアル第4版（DSM-Ⅳ）[23]においては，それぞれ別の診断カテゴリーとして位置づけられている。ICD-10では解離性障害と転換性障害は同一の診断カテゴリーに含まれるが，DSM-Ⅳでは解離性障害は一つの診断カテゴリーとして独立しており，転換性障害は身体表現性障害の中の下位分類として位置付けされている。

　成人における解離性障害は第二次世界大戦後，絶対数の減少ならびに全般的な軽症化，女性患者の減少と男性患者の相対的な増加が目立つと報告されている。その一方で児童思春期の解離性障害の疾患は増加傾向と指摘する学者もいるが，不変という学者もいる。本章では児童思春期の子どもにみられる解離性障害について論じてみたい。

## B．児童思春期の子どもの診察

　児童思春期の子どもの診察にあたり，初回の面接は子どもの心理社会的問題に関して子ども自身および家族から情報を得ること，また身体的・情緒的発達の特性を理解するとともに子どもとのコミュニケーションをうまくとることが重要である。解離性症状を抱えた子どもは小児科，神経内科および脳神経外科などの医療機関を受診した後に，精神科を受診する場合がほとんどであるが，以前受診した医療機関より「特に検査をしても異常はないですね」，「特に（身体的に）問題はないから経過をみていていいでしょう」，「こころの問題でしょうね」と言われたことで，子ども自身が医療スタッフへ怒りを感じていたり，不信感や不満を抱いていたりすることがある。また子どもの症状の原因が不明

であることや子どもが頻回に症状を家族に訴えることで家族が大きな不安を抱えていたり，疲弊していたりする場合がある。そのため面接にあたり，子どもと家族に対し暖かい雰囲気と落ち着いた態度で接するとともに，子どもの訴えに対して聞く耳をもち，心理的苦痛に関して受容的，共感的に接することが重要となる。その一方で子どもへの不安を抱えた親に対しても，理解を示しながら労をねぎらうことも大切である。

　解離症状を抱えた子どもはひとりで医療機関を受診することはまれであり，親と同伴で来院する場合がほとんどである。そのため何らかの心理的問題を抱えた子ども（特に思春期の子どもの場合）の面接においては，子どもと家族と別々に行う必要がある。それは子どもが家族に対して聞かれたくない秘密や問題を抱えていたり，家族も子どもの前で話しづらいことがあるためである。そのため秘密の保持に関してそれぞれの面接で得た情報の秘密を守ることについて，面接開始前に子どもおよび家族に対して十分に説明をしておく必要がある。しかし子どもが自殺を考えている場合や自傷の場合など，身体や生命に関して危険が予想される情報に関しては例外で，家族に伝える場合があることなどを子どもに事前に説明しておく。

　病歴を聴取するにあたって重要ないくつかの聴取すべき項目を列挙する。生活史において周産期における状況，乳幼児期の身体的・精神的発達の遅れについて／身体疾患の既往／家族や身近な人の精神障害の有無／親との離別や死別体験／分離不安の有無／育児において手が極端にかからない，自己主張が少ないなどの性格の有無／幼稚園や学校での交流関係のひろさ，いじめ体験や不適応の有無／思春期における第二次性徴の出現などの情報に関しては早い段階で得ることが肝要であろう。思春期の子どもの心理的社会的問題としては家族内における葛藤，友人関係や学校での傷つき体験などがほとんどであるので，これらの問題の重要性を認識する必要がある。

## C. 診断および鑑別診断

　診断に関してはICD-10やDSM-Ⅳなどの操作的診断基準を用いて行う。症状が出現し最初から心療内科や精神科を受診するケースは少ない。まず小児科や内科を受診し，身体診察が行われ，神経学的所見と血液検査，脳波および頭部CTなどの検査結果が症状と一致しなかったり，治療を試みるが改善しなかったりして，そこではじめて精神疾患を疑われ精神科や心療内科などを紹介され，受診する場合が多い。このような時には身体疾患はすでに除外されて受診する場合が多いが，診断にあたり頭蓋内腫瘍，多発性硬化症，てんかん，SLE，頭部外傷後遺症，中枢神経系を中心とする感染症などによる神経疾患などを念頭におき，除外しなければならない。このように非器質性の疾患であることを明確にすることは重要である。さらに子どもの転換性障害を疑う所見として，森岡ら[14]は，症状や検査結果の変動性，神経学的所見の矛盾，訴えられる症状に比べ全身状態が軽いこと，周囲の状況による症状の変化などを指摘している。

　除外診断を行い，症状や微妙な身体徴候を把握した後，心因性の特徴を把握し，積極的診断を行っていく必要がある。西村[19]によると面接の中で，症状の起源が心理的，もしくは感情的反応として理解できるかどうかということに関し，調べていくことの必要性を指摘している。そのためには「どんな症状に困っているか」，「そのために現実の生活にどんな支障をきたしているか」を十分に聴き，(症状のために) 現実生活の対人関係にどのような困難があるのか，また，まわりの人達に対して抱いている感情を明らかにしていく。また思春期の子どもであれば，第二次性徴に対する心理的反応を知る必要がある。これらのことが，患者の過去の生活史とどのように関連しているかを明らかにしていくと，やがて症状と心的な外傷との関連性が浮かび上がってくるであろうと述べている。

　解離性障害の鑑別において，自己記入式の質問紙である解離体験尺度（Dissociaitive Experience Scale：DES）[2]を用いることは有効である。28項目の質問があり，それぞれの項目に対する解離体験が0～100％のうちどの程度であ

るか記入していくものであり,結果は28項目の平均で示され,数字が高いほど解離状態が重症であることを示している。DESは簡易であり,また敏感度,特異度ともに80％であり,解離性障害のスクリーニングとして優れている。またDSM-Ⅳの診断基準にそった構造化面接（Structured Clinical Interview for DSM-Ⅳ Dissociaative Disorder：SCID-D）も有用である。しかしDES,SCID-Dともに思春期以降の子どもには用いることもできるが,児童期の子どもに対する施行は困難であることが多い。

　子どもの解離性健忘と鑑別すべき疾患として身体疾患以外に睡眠時遊行症が挙げられる。この疾患は,睡眠のはじめ3分の1の間に多くみられ,布団から出た後ある程度目的にあったような行動をとり,周囲の人から就寝することを促され再度睡眠をとるが,エピソードから覚醒した際,あるいは翌朝覚醒した際,睡眠時遊行時の行動に関する記憶を失い健忘を残している。この疾患は睡眠時驚愕症との関連が密接にあるといわれる。睡眠時遊行症は,小児期ではふつうにみられるが,この際の健忘においては,健忘に先行する睡眠時の行動の異常とエピソード中の言語的交流が困難であることから解離性健忘と区別するのは比較的容易である。

　また統合失調症,気分障害やパーソナリティ障害などの精神疾患においても解離症状や転換症状はみられることがあるため,そのような他の精神疾患の除外も必要である。

# D. 成因・病態

　Janet Pによると,解離とは強い情動体験や外傷的記憶により心的結合能力が弱まり,その結果,意識,人格やその他の精神機能の統合が一時的に障害されることである。近年本邦においても解離性障害を持つ子どもの問題がクローズアップされてきている。Putnum[21]は,これらのこどもは幼少期,学童期思春期などの生活史における虐待や愛情剥奪,親の養育機能不全に伴う情緒的交流の乏しさなどが発症に強く関連していることを指摘している。また虐待だけ

でなく戦争や自然災害や不慮の事故にあったり，親を亡くしたり，そのような現場を目撃したりするようなことも心的外傷となり，解離性障害の発症に関与する可能性もある。発症のメカニズムに関してはさまざまな観点から論議されており，境界性パーソナリティ障害や外傷性ストレス障害などとの関連性も指摘されている。外傷後ストレス障害では海馬体積の減少などの報告は散見されるが，解離性障害における生物学的要因に関する報告はほとんどない現状である。

　転換性障害はKannerをはじめとし単一症候的であると考えられていたが，Goodyerら[6]や中根ら[17]によると児童青年期におけるヒステリー患者の多くは多症状性であることを指摘している。子どもの転換性障害は多症候的であると考えれば，成因としても単一なものとは考えにくい。その成因に関し心理的な要因が強調され，生物学的要因に関する記述はほとんどみられない。古典的な精神分析的の考え方では，内的葛藤や本能的衝動が抑圧され，身体症状として転換されたものであり，その症状は，無意識的葛藤が象徴されていると指摘されてきた。しかし児童思春期の転換症状においては，その象徴性がはっきりしないことが多い。またFriedman[5]は，転換過程における症状の選択は，親，兄弟や親戚などの病気や愁訴をモデルとしたものであると指摘している。さらにそのような場合には子どもが苦痛で困難な状況への反応として無意識裡に「病気を演じている」と考えられる時もある。いずれにせよ子どもが苦しい状況に立たされているということを身体の症状という信号として送っていると考えられる。青木[1]によると転換症状には，①「SOSの信号」のような表現・コミュニケーションとしての機能　②自分の自尊心を守るなどの保護・防衛機能　③症状を介して愛情や関心を得ようとする愛情・援助獲得機能などがあることを指摘している。このように転換症状の発症に関しては，さまざまな要因が絡み合っていると思われる。

# E. 臨床的分類

## 1. 解離性健忘

　最近の重要な出来事の記憶喪失であり，器質的な精神障害に起因せず，逆向性健忘である。この健忘は，事故や予想外の死別などの外傷的出来事に関係し，通常は部分的かつ選択的である。全生活史健忘の報告もみられ，堀川ら[10]が11歳女児例を，西村[18]が17歳女児例を報告している。村瀬ら[15]の調査によると解離性健忘の最少年齢は12歳と報告されている。また吉田ら[25]によると，解離性健忘は思春期前期から増え始めると述べ，ICD-10における解離性障害の下位分類においては，59名中17名が解離性健忘であり，混合性解離性（転換性）障害と並び，最も多くみられたと報告している。

## 2. 解離性遁走（フーグ）

　解離性健忘の病像に加え，明らかに意図的に家庭や学校から離れる旅をし，その期間中は自らの身辺管理は保たれている。遁走期間中の健忘があるにもかかわらず，その間における患者の行動は第三者からみると完全に正常に映ることもある。児童期ではまれとされ，中学生以降になると見られるといわれている。河村ら[11]の児童思春期に解離症状を認めた18例において解離性遁走を3例認め，発症年齢は11～15歳であり，そのうちの2例は学校生活場面において遁走がみられ，1例は家庭からの遁走であったと報告している。

## 3. 解離性昏迷，トランスおよび憑依

　昏迷の原因に関して，身体的な検査によっても所見が認められず，むしろストレスの多い最近の出来事，あるいは顕著な対人関係の問題ないし社会的な問題などの心因の積極的な証拠がある。
　トランスおよび憑依とは，人格同一性の感覚と十分な状況認識の両者が一時的に喪失される障害であり，あたかも他の人格や霊魂あるいは神などにとりつかれているかのように振る舞う。日下部ら[12]によると女子中学生などの「こっくりさん遊び」の中で出現することが多いとしている。吉田ら[25]の報告で

は解離性昏迷，トランスおよび憑依ともに59名中それぞれ1名ずつである。

### 4. 多重人格障害（解離性同一性障害）

ICD-10では多重人格，DSM-Ⅳでは解離性同一性障害として記載されている。二つ以上の別個の人格が同一個人内にはっきりと存在し，そのうちの一つだけがある時点で明らかというものである。各々は独立した記憶，行動，好みをもった完全な人格であり，一方が他の人格の記憶の中に入ることはなく，またほとんど常に互いの存在に気づくこともないとされている。

多重人格という現象は，18世紀頃より記録が残されているように古くから存在する精神症状であるが，比較的少ないとされていた。しかし，症例の増加がみられ，1980年DSM-Ⅲで正式に診断名として取り上げられ，その後も北米を中心にその症例数は爆発的に増加している。一方，本邦においては大門ら[4]によると非常にまれであるとされている。児童思春期における報告も本邦ではまれであり，吉田ら[25]の報告では児童思春期患者の解離性障害と診断された59名中1名と少なく，また河村ら[11]の名古屋大学精神科の9年間の児童思春期外来患者調査においても多重人格の診断基準を満たす症例はなかったと報告し，大門らの報告を支持している。その一方で多重人格障害の診断を満たさないが交代人格がみられたという症例を河村ら[11]と平川[8]らが報告している。これらの症例は特定不能の解離性障害—症状は解離性同一性障害に類似しているが，その疾患の基準を満たさないもの—として診断されることが多い。また平川[8]らは交代人格を認めた児童，思春期の特定不能の解離性障害の5例において，主人格が副人格の存在を認識していることや，副人格が主人格の困窮に共感的で，主人格の傷んだ心を癒し，支え励ます存在であったということを報告している。

中根[16]によると，発症は思春期以前のことが多いが，診断を受けるのは臨床症状が目立ってくる青年期，成人期になってからとされ，その男女比は小児期ではほぼ同数であるが，全体的には女子の方が男子の3～9倍という。多重となる人格の数は女子の方が多く平均15人，男子は平均8人とされる。経過としては慢性化する傾向がみられ，ほとんどの症例において小児期に受けた虐待や情緒的外傷が先行しているとされている。人格交代の併存症状としては，

自傷や自殺企図，抑うつ，パニック発作，記憶の障害や頭痛などが挙げられる。

### 5. 転換性障害
（解離性運動障害，解離性けいれん，解離性知覚麻痺，および知覚脱失）

この三者は，DSM-Ⅳでは転換性障害としてまとめられている。しかしICD-10では解離性障害の中の下位分類として位置づけられているため，ここで論じることにする。

既知の神経疾患もしくはその他の身体疾患では説明のできない運動あるいは知覚神経の異常を呈した状態で，主として心理的要因が症状の発症や持続に関与していると考えられている。成人と同様に児童思春期の転換性障害においても，歩けない，立てない，声がでないなどの運動障害や，目がみえない，耳が聞こえないなどの知覚障害などの症状が挙げられる。本間ら[9]は，これらの症状は低年齢の子どもでもみられることを指摘している。またWyllieら[24]は，けいれん発作を呈する児童思春期の転換性障害の子どもでは感情障害の合併が多いことを報告している。

ところで，Blos, P[3]は暦年齢によって前思春期を9～11歳，思春期前期を12～14歳，思春期中期を15～17歳，思春期後期を18～20歳と区分しているが，吉田ら[25]の児童思春期解離性障害の調査によると解離性運動障害は発達段階を通じて全般的にみられていること，解離性けいれんは思春期中期から出現していること，解離性知覚麻痺および知覚脱失は前思春期に多いことを報告し，発達課題との関連を考察している。

# F. 治療

児童思春期の子どもの解離性障害に対する治療として確立した治療方法はなく，さまざまな治療法を組み合わせながら行われていくことが多い。治療開始時において症状の程度やその症状により日常生活や学校生活などにどれほど支

障をきたしているかを十分に把握しながら治療計画を立てていくことが重要である。子どもの学校生活を続けさせるべきか，休養などを目的に一時的に環境を変えるべきか，外来治療か入院治療かなどの判断もこの中に含まれる。年少者や学童期の子どもの場合で，症状の程度が軽く，日常生活における支障および幼稚園や小学校での適応が比較的保たれている症例においては，子どもの抱えているつらさ，苦痛や困難さなどを親が受けとめ理解できるように治療者が親に対し助言，指導するだけでも症状の改善につながる場合がある。また親が精神的に不安定で，子どもに対し感情的になって育児をし，それに反応して子どもが症状を形成している場合なども，親の困窮，苦悩などに治療者が共感することにより親の情緒面における安定化が図られ，子どもの症状が軽快することもある。しかし，このようなアプローチで治療が進展していくこともあるが，精神療法，家族療法，薬物療法，環境調整などさまざまな治療法を組み合わせなければならない時もある。

しかし，その一方で，解離性健忘，遁走，多重人格などの症例における場合は，症状を形成することにより破局的な体験から自我を防衛しているという側面をもっているため，むやみに症状を改善あるいは消失させるだけが治療とは言い難い時もある。子どもの心身の疲弊を把握し，いかにその疲労を回復していくかを考え，そしてその子の問題を現実の中で再直面化し，受容していける能力を持っているかを注意しながら，その子どもの苦痛や困難に治療者は十分に配慮し，治療をすすめていくことが必要であろう。

## 1. 精神療法

**1）個人療法**：子ども自身は，自分がどのようなストレスフルな内的，外的状況に身をおいているか分かっていないことが多い。実際には，子どもの個人療法では，非言語的手段と言語的手段を併用しながらすすめていくことが多い。吉田ら[25]の調査によると解離性障害の治療に受容的・支持的・洞察的精神療法が67.8％を占めていたと報告している。これらの治療によりカタルシスを促したり，子どもの傷つき体験に治療者が共感し，子どもがその問題を受容できるようにするという作業が治療過程でなされていく。そして，子どもの内面的葛藤を直視しながらも，その課題を少しずつ解決していく。皆川は[13]思春

期後半の解離性障害の治療においては言語的にも内面を見つめていく能力をそなえているので葛藤解消の方向での精神療法をすすめている。

2）**遊戯療法**：言語によって自分の考えや感情を十分に表現できない子どもが遊戯療法の適応となる。遊ぶことを通じて症状や問題行動の軽減，人格の成長を目指していく方法である。

3）**行動療法**：行動療法は強迫性障害や発達障害などによく用いられる手法である。西村[19]によると，行動分析を行なうことにより，環境上の出来事が症状の強化や増悪に関与していることが明らかになり，そこから症状の軽減や適応の改善へと導かれる可能性を述べている。

4）**箱庭療法**：非言語的な要素が大きい治療法である。箱庭療法においては砂箱とミニチュアを使いながら，自分の精神内界にあるイメージを実際に作品として作り上げていくことにより精神内界の調整を自分の力ではかる治療法である。

## 2. 家族療法

解離性障害の子どもを抱えた親は，臨床の場面において「自分の躾や育児の仕方が悪かったのではないか」という自責感や罪悪感，「精神的な病気ではなく何か別の身体的な病気ではないか」，「治らない病気なのでは」という不安や猜疑心，「この子の性格や精神面が弱いのでは」などさまざまなことを考え，困惑していることが多い。そのため親自身，症状に悩んでいる子どもに対しどのように接すればいいのか，どのように声をかければいいのか分らず，ついつい子どもにつらくあたってしまう場合がみられる。このような親の不安や心配な気持ち，戸惑いなどを治療者は，まず十分に聴き，親の精神的負担を受け止める必要がある。そのためには今までの子どもへの親の接し方や対処法などを激しく責めたり批判したりせず，また医学的見地から妥当性をもった意見にしてもあまり親におしつけず親と治療者との関係性を築くことに注意する必要がある。

そして子どもの症状の発症や継続に対して心理的要因や家庭環境などが関与していることや，子どもの内面的な苦悩，困難などを徐々に理解してもらう必要がある。子どもの気持ちを理解できると，子どもへの親の接し方も変わり，

それにともない子どもの症状や問題行動が落ち着いてくることは臨床場面においてもよくみられることである。皆川[13]は前思春期から思春期前半の解離性障害の子どもに対しては，自我支持的に不安を緩和する精神療法と親ガイダンスの組み合わせが適当としている。

## 3. 薬物療法

統合失調症やうつ病などに対する薬物療法と異なり，解離性障害への薬物療法は補助的あるいは随伴症状への対症療法的な治療法という意味合いが大きい。

吉田ら[25]は児童思春期の解離性障害（転換性障害を含む）の子ども達の多くで不安，緊張，焦燥感などがかなりの頻度で出現していることを観察し，また抑うつ，悲哀感，無気力，意欲低下などのうつ症状や心気症状が高い頻度で随伴していることを報告している。また河村ら[11]は，治療法として約半数の症例でdiazepam，alprazoplamなどの抗不安薬を中心に薬物療法がなされたと報告し，西村ら[20]も精神療法が中心であるが全患者の59.8％に補助的療法として薬物療法が使われていたと述べている。吉田ら[25]が報告しているように，実際の臨床場面において不安，緊張，うつ状態，睡眠障害などを随伴症状として認めることは多い。そのような場合，補助的に抗不安薬や副作用の少ない選択的セロトニン再取り込み阻害薬（selective serotonin reuptake inhibitor：SSRI）などを用いることは有用であろう。

しかし，現時点では発達過程における児童思春期の子どもへの薬物療法への安全性については不明なことも多いため，慎重に判断し投薬する必要がある。また副作用などの出現により家族や子どもが薬物療法へ拒否的になったり，治療関係が悪化し治療の継続が難しくなったりすることもある。そのようなことを予防するためにも，投薬開始前に薬物の有効性や副作用などについて十分に説明し，副作用出現時の対処法などをあらかじめ示しておくことが肝要であろう。子どもと親から薬物投与における理解と同意を得て，慎重に薬物療法を開始することが重要である。また西村[19]は，思春期の子どもは「薬を使うのは，自分が精神的に弱いから」と考えたり，自分の力で治したいという気持ちが強いため，薬の処方により自尊心を損なってしまう可能性を指摘し，治療者がそ

のことを十分に心に掛け，処方する必要性を述べている。

### 4. 環境調整

　子どもの治療や親へのガイダンスをおこなっていても，回復がなかなか進まないことがある。家族自身が精神的問題を抱えている場合や家庭の経済的問題がある場合である。また症状の持続期間が長いため学習面の遅れや対人関係の面での悪化などの二次的ハンディキャップが生じていることもある。これを青木[1]は「二次的疾病損失」と呼んでいるが，これは症状の継続要因や増悪の要因になっていることがある。このような現象がみられている時は，医療機関のみでなく福祉関係や教育機関とも密に情報交換をし，その地域の中で子どもや家族がどのように安心して生活していけるかを考え，連携しながら取り組んでいく必要がある。


## G. 予後

　実際の臨床の現場で児童思春期の解離性障害の予後は成人に比べると比較的良好に思われるが，予後に関し包括的に論じている報告は少ない。吉田ら[25]は，解離性障害の59名のうち，男児では治癒・軽快が23.3％，女児では治癒・軽快が68.2％とし，男児例において治癒・軽快が少ないのは治療の中断が多かったためと報告している。河村[11]らの報告では，18歳未満の解離性障害の患児18名中10名が改善もしくは治癒した。Grattan-Smithら[7]は，6歳から15歳までの転換性障害で入院した子ども52例の臨床経過を観察し，32例が完全に回復もしくは十分に軽快したと報告している。予後が比較的良好という報告が散見されるが，森岡ら[14]は症状が多彩な例，家族内の対立が持続している例，本人もしくは親が明らかなパーソナリティ障害と診断される例，治療機関を転々とする例などは回復するまでに時間がかかることを述べている。

## H. 症例

**症例A** 特定不能の解離性障害 高校2年生 女子

　Aが乳児期に両親は離婚し，その後母親に引き取られ養育された。Aが4歳の時に母親が再婚し，母親と継父との間に6歳違いの妹が生まれ両親と4人家族であった。継父は仕事が多忙であるものの，子どもに優しく，よく子どもの面倒をみていた。母親は教育やしつけに厳しく，またAの言動に過干渉な側面がみられた。Aは母親の勧めで小学生の時から英会話教室，ピアノのレッスンおよび学習塾へ通い多忙な生活を送っていた。小，中学と成績は優秀であり，誰とでも仲良くつきあっていたが，親友と呼べる親密な交流はなかった。X－1年の秋より不眠，不安感，情緒面の不安定さが出現しながらも，家庭および学校生活においてはどうにか適応していた。まもなく症状の増悪およびリストカットなどもみられ，抑うつ的となり，「記憶がない時がある」「自分の手足がうまく動かせない」ということを主訴とし，X年当科を受診した。支持的精神療法および抗不安薬を中心とした治療を開始した。

　症状としては小学中学年より中学2年生までの記憶がないという生活史の部分健忘があり，また母親との電話の後や家族の面会後に頻回の意識消失発作が出現した。脳波上異常はなかった。Aの苦しい思いや親に言えない不平，不満を代弁する2人の副人格の出現という交代人格がみられた。副人格が出現し，その副人格が親への不満を述べた後，筆者はその話を受容的に聞き，またAの治療に最善の努力を尽くすことを伝えた。その一方で筆者は主人格に対し，「今はつらかった体験を話すことがあなたにとって大切でしょうね。」と伝え，Aの苦悩や感情の言語化を促した。

　治療経過の中で，Aは次第に，母親が自分の努力を認めてくれなかったこと，母親から褒めて欲しかったことや自分の気持ちを理解してくれなかった母親への怒りの感情が述べられるようになった。しかしその一方で「自分は家族に迷惑をかけている。生きていてもしょうがない」というアンビバレンスが語られた。筆者は「精一杯がんばって生きてきたね」とこれまでのAの労をねぎらい，また母親への怒りの感情や罪悪感を面接の中で取り上げていった。Aの母親へ

の怒りや罪悪感に対して筆者は受容的に共感的に接していく中で，交代人格や意識消失発作などの症状は軽快した．

## まとめ

　解離性障害は—特に多重人格障害に限ってみると—アメリカでは乳幼児期の虐待やレイプなどの心的外傷との関連において社会的にも関心を集めている．近年本邦においても乳幼児虐待の報告が増加傾向にあり社会的問題にもなっており，今後ますます解離性障害における臨床的取り組みや研究が重要となることが予想される．

文　献

1) 青木省三：思春期の心の臨床，金剛出版，東京，2001.
2) Bernstein E.M, Putnam F.W：Development, reliability, and validity of a dissociation scale. J Nerv Ment Dis 174：727-735, 1986.
3) Blos P：On adolescent. A psychoanalytic interpretation, FreePress, New York, 1962.（野沢栄司訳：青年期の精神医学，誠信書房，東京，1971.）
4) 大門一司，野口俊文，山田尚登：解離性障害の臨床的検討．精神医学 39：323-326, 1997.
5) Friedman. S.B.：Conversion symptomes in adolescents. Pediatr. Clin. North Am20：873-882, 1973.
6) Goodyer I.M, Mitchell C.：Somatic emotional disorders in childhood and adolescence. Journal of Psychosomatic Research33：681-688, 1989.
7) Grattan-Smith P, Fairley M, Procopis P:Clinical features of conver-sion disorder. Arch Dis Child63：408-414, 1988.
8) 平川清人，浦島　創，西村良二，ほか：思春期に交代人格を呈した症例における臨床的特徴．福岡大学医学紀要 32（4）：153-158, 2005.
9) 本間博彰，斉藤宏，名久川隆宏，ほか：子どものヒステリーとリエゾン精神医学—他の診療科から診察を依頼される症例を通して．臨床精神医学 18：495-501,

1989.
10) 堀川公平, 上妻剛三：全生活史健忘を呈した11歳の少女の治療. 精神医学 27 (7)：801-808, 1985.
11) 河村雄一, 本城秀次, 杉山登志郎, ほか：児童思春期に解離症状がみられた18例の臨床的研究. 児童青年期精神医学とその近接領域 41：505-513, 2000.
12) 日下部康明, 中沢正夫：児童生徒に流行した「こっくりさん遊び」について. 第1部 集団ヒステリーを招来した事例. 精神医学 18：255-259, 1981.
13) 皆川邦直：思春期青年期の発達を阻害する防衛—解離・離人症状を中心に. 思春期青年期精神医学 9：22-29, 1999.
14) 森岡由起子, 生地 新：転換性障害. In：花田雅憲山崎晃資編集：臨床精神医学講座 11, 児童青年期精神障害, 中山書院, 1998.
15) 村瀬聡美, 杉山登志郎, 石井 卓, ほか：児童青年期におけるヒステリーの臨床的特徴とその意義について. 児童青年期精神医学とその近接領域 35：1-11, 1994.
16) 中根 晃：児童期の解離性障害. In：中谷陽二編集：解離性障害精神医学レビューNo22. ライフサイエンス, 東京, 1997.
17) 中根 晃, 山田佐登留：児童青年医学におけるヒステリー. 精神科治療学 7：707-715.
18) 西村良二：思春期の全生活史健忘の1例. 精神療法 11 (3)：260-267, 1985.
19) 西村良二：小児期・思春期の転換性障害の治療. 精神科治療学増刊号 16：331-334, 2001.
20) 西村良二, 小林隆児, 村田豊久, ほか：福岡大学精神神経科における児童および青年期の神経症圏内の患者の外来統計とその臨床的特徴について. 九州神経精神医学 34：48-56, 1988.
21) Putnam F.W.：Dissociation in Children and Adolescents-A Developmental Perspective. The Guilford Press, New York, Rondon, 1997.（中井久夫, 訳：解離若年期における病理と治療. みすず書房, 東京, 2001.）
22) World Health Organization：The ICD-10 classification of mental and Behavioral disorders：clinical descriptions and diagnostic guidelines. WHO, Geneva (1992) -融道 男, 中根允文, 小見山実, 監訳：ICD-10 精神および行動の障害 臨床記述と診断ガイドライン. 医学書院, 東京, 1993.
23) 髙橋三郎, 大野 裕, 染矢俊幸（訳）：DSM-IV-TR 精神疾患の分類と診断の手引き. 医学書院, 東京, 195-198, 1994.

24) Wyllie E, Glazer J, Benbadis S, et al: Psychiatric features of children and adolescents with pseudoseizures. Arch Pediatr Adolesc Med 153 (3)：244-248, 1999.
25) 吉田公輔, 鎌田尚子, 西村良二, ほか：福岡大学病院精神神経科外来における児童思春期患者の解離性障害の臨床的特徴について. 九州神経精神医学　別冊48 (3〜4)：160-174, 2002.

(平川清人)

# XIII. 解離性障害の併存症(Comorbidity)

　解離性障害として分類されるそれぞれの障害は，一連のスペクトラム上に並べられ，心因性健忘（全生活史健忘を除く），遁走，心因性もうろう状態（ガンゼル症候群を除く），全生活史健忘，ガンゼル症候群，多重人格へと病態が複雑化していくと言われる[9]。しかし，このスペクトラムは，併存症（Comorbidity）によって大きな変更を余儀なくされる。病態が比較的複雑化していないと考えられる解離性障害でも，併存症によって，臨床像の理解と治療は複雑かつ困難となる。解離性障害と併存するとされる主な疾患には，境界性パーソナリティ障害（以下BPDと略す），外傷後ストレス障害（以下PTSDと略す），感情障害などがあり，これらの併存は解離性障害に限らずほとんどの障害において，その治療を複雑かつ，困難にすると思われる。この章では，解離性障害と境界性パーソナリティ障害，うつ病（特に自殺）の併存症を中心に述べる。

## A. 境界性パーソナリティ障害（BPD）

### 1. 症状と診断と精神病理
　実証的研究において解離性障害とBPDの併存が多く認められている。BPDと診断された患者の臨床像は均一ではなく，BPDの異種性についてたびたび言及されているが，解離症状はBPDに固有のものであるとする考えもあり，このため離人症，非現実感，現実検討の喪失などを含めた重篤な解離症状は，DSM-IVのBPDの診断基準に含まれている。また，これらの解離症状はBPD患者が経験する精神病様症状形成の一因となっていることがある[1]。
　Medlineにおいて文献を検索する限りで，解離性障害全体でBPDを合併す

る率について報告している研究は存在しないようである。ただし，入院患者を対象としたSaxeらの研究では，解離性障害患者の3分の2にBPDが併存していたと報告されている[15]。また，解離性同一性障害を持つBPD患者のパーセンテージは明らかではないが，解離性同一性障害患者の約3分の1がBPDを併存しているだろうと見積もられている[7]。

## 2. 治療

BPDは，同一性障害，衝動性，反復性の自殺行動，感情の不安定さを含めた解離性障害の特徴と重なって現れるか，またはそれら解離性障害の特徴を悪化させる。解離性同一性障害を除く解離性障害とBPDが併存した場合には，BPDの衝動性，自殺行動，激しい怒り，準精神病症状といった症状が，治療の継続，患者の全般的機能，患者の危機管理において大きな影響を持つため，BPDのこれらの症状を考慮してマネージメントしなければならない[1]。また，BPDが併存することが明らかになった場合には，BPDに併存しやすい気分障害，摂食障害などのその他のⅠ軸障害についても慎重に探索することも必要である。もし，存在していたならばそれらを含めた統合的な視点から治療計画を立案し，優先されるべき治療の標的症状を考慮しなければならない。

解離症状それ自体に対して効果が実証された薬物はないため，BPDの解離症状についても，解離性障害とは別の，精神療法を含めた統合的なアプローチが必要になる。解離症状が疑われた場合，まず，解離症状について細やかに探索することが必要であろう。BPD患者は分裂（Splitting）や否認といった防衛機制を用い，一過性の精神病状態，大量服薬，自傷行為，自殺未遂などを繰り返すが，それらのなかに解離性症状が紛れ込んでいることは多い。たとえば，自傷行為，大量服薬などの直前に解離を起こしていることなどがたびたび認められる。

ⅰ）薬物療法

BPDでは，服薬などを含めた治療遵守に問題が生じることが多いため，自傷行為，大量服薬に先行する解離症状の存在があれば，マイナートランキライザーなどの処方は控えるべきかもしれない。マイナートランキライザーは脱抑制を起こし，さらなる大量服薬などを生じる可能性があると同時に，逆行性健

忘を起こすために患者がそれらの出来事を内省することを妨げることがある。また，マイナートランキライザーに対してBPD患者は容易に依存傾向を生じやすく，特にその傾向は薬の効き目と切れ目が患者に感じられやすい力価の高いベンゾジアゼピンで強くなると思われる。いずれにしても，解離症状を有する患者に対して解離傾向を惹起する薬物を投与することは避けたい。さらに，どの程度患者が解離症状の出現を制御できるかにもよるが，大量服薬に解離症状が先行する患者に対して，大量服薬を行うと生命に危機が及ぶ薬物（抗てんかん薬，バルビツール系薬物など）は，投与はできるだけ控えるほうが無難であろう。治療者は，難治な不眠症状を訴えられるために大量の睡眠薬を投与しなければならないような圧力を感じることがある。しかし，不眠で死ぬ可能性は少ないが，睡眠薬の大量服薬は死に直結することがあることをよく心に留めておくべきである。まとめると，解離症状に特異的に効果が証明された薬物は存在しないため，薬物療法で解離症状を悪化させないことを常に心がけたほうが賢明であろう。

ⅱ）精神療法

解離症状の存在が明らかになった場合，次に解離症状の背景を明確にすると同時にそれらを詐病や精神病状態から区別することが重要であろう。解離性症状がどのようなことがらや問題をきっかけに起こるのか，どのような状況で起こりやすいのか，解離症状と相関する症状はないか（怒り，抑うつなど）といったことについて患者と話し合って行くことが必要であろう。これらが明らかになれば，解離症状を避けるための手段を具体的に患者と話し合う機会を持てると思われる。たとえば，抑うつの悪化が解離症状の頻度を増加させ，そのために自傷行為も増加しているというのであれば，抑うつに対して抗うつ薬（SSRIなど）の投与が可能である。もしくは，つき合っている異性との分離の問題が深刻な解離症状と自殺企図を招くのであれば，異性との付き合いを制限するように患者と相談する必要がある。このように解離症状の背景を明確にすることで，環境調整や薬物療法といった効果的なアプローチが浮かんでくる。これらは解離症状に対して慢然と向精神薬を用いるよりは，効果的である。また，解離症状が精神病状態による症状であれば，抗精神病薬を投与することによって症状の寛解が期待できる。

BPD患者の治療では，治療の進行とともに治療者との間で激しい転移／逆転移問題が生じて，そのために面接室の内外で外来治療の継続が困難となるような解離症状が頻発し，このため限界設定を行う必要が起こる。ここで極めて重要な要素は，患者自らが経験している衝動行為や激しい感情といった精神状態について，患者自身がどれくらい意識的に気づき，それらをコントロールできるかということである。特に解離症状は，患者自身ではまったくコントロールできないこともある。その背景にある感情がまったく意識化されていない衝動行為や症状については，治療者側が制御可能な環境または，方法を提供せざるを得ない。

BPDに併存する解離症状の治療は，患者がコントロールできる症状の程度を明確にし，患者の症状コントロールを改善して社会適応を拡大すると思われ，解離症状について患者と治療者が十分に検討することは，治療上意義が高い。しかし，すべての解離症状が緊急に改善しなければいけないものではないことに留意すべきであり，特に面接室内，精神療法の間にだけ起こる一過性の解離症状については，治療上のヒントが多く含まれている可能性がある。つまり，患者の生命，社会適応，成熟において解離症状がどれほど障壁となっているかによって，治療上の緊急性は変化すると思われる。

以下にBPDを併存する解離性障害の治療についてのまとめを箇条書きにして示す。

①解離症状を慎重に検索し，もしBPDが併存すれば，その性質を細やかに評価することから治療が始まる。
②BPDを併存する解離症状に対して特異的に有効性を持つ治療はないが，薬物療法の副作用（過鎮静，脱抑制など）や解離性障害による有害事象（大量服薬，自傷行為）をできるだけ避けるようにマネージメントを続けていくことが重要である。
③解離症状の背景と，患者がどの程度解離症状をコントロールできるかを考えていくことは治療につながる可能性がある。
④患者の生命，社会適応，成熟という意味で治療上の意義の高い解離症状に焦点を当て治療を進める。

## B. 自殺

　自殺について，張は「解離」仮説を提唱しており，自殺傾向と解離性向の関連性を報告している[3]。ここでは，解離状態の強さと自傷の重症度に関係があること，解離性向プラス自殺念慮は自殺の危険因子であることが示唆されている。また，「解離」仮説が自殺にだけ当てはまるものではなく，衝動行為全般に当てはまると可能性を述べている。その他の文献でも解離症状の存在が，攻撃的な衝動を内向させて，自傷行為および自殺企図へ至らせる可能性が述べられている。研究者の中には，これらの解離症状の背景として虐待の重要性を述べるものも多い[18]。しかし，現在のところ実証的な研究から明らかになっているのは，虐待があったことを「報告」する患者において，解離症状の存在と自傷行為および自殺傾向が高くなることの関連性が認められていることに過ぎず，実際の虐待と自殺傾向の関係性は明らかになっているとは言えない。虐待はさまざまな現実の関係性（虐待を行ったといわれる人が，近親者であることが多いため）を含んでいるため，患者が報告する虐待の解釈については慎重にならざるを得ない。ただし，虐待を含めた解離，自傷，自殺の関係についての説は，臨床的に示唆に富むものであり，治療上有益なところは大きいと考えられる。

　うつ病患者のうつ症状の悪化に伴って解離症状が出現することがあるが，複雑な併存症（BPD，PTSDなど）がある場合を除いて，一般的にそれらの解離症状はうつ状態の改善とともに消失することが多いと思われる。

　解離性障害の患者がどのくらい自殺するかについての縦断的研究は見当たらないが，自殺の多くは，うつ病，BPD，薬物乱用といった解離性障害と併存することの多い精神障害，もしくはなんらかの喪失（死別と離別，失業）といったライフイベントに引き続いて起こることが心理学的剖検研究から示されている[3]。Chengらの研究によると全自殺者の87.1％，27.6％，61.9％がそれぞれうつ病，物質依存，BPDであったといわれており，これらの精神障害と自殺の緊密な関係が窺われる。ここにあげられた精神障害は，どれも解離性障害に併存しやすいものであることは注目すべきことであろう。

## C. その他の障害（身体化障害，物質依存）

　解離性障害の患者の多くは，身体化障害の診断を満たすと言われている。身体化障害は解離性同一性障害だけではなく解離性障害全般との関連性があることがいわれている。特に広範囲にわたる多数の身体化症状が，解離性同一性障害だけではなく解離性障害全般と関連があることが示されている[14, 10]。解離性障害の患者は，身体化症状，頭痛，Flashback症状を合併し，それらを避けるために，もしくはコントロールするために頭痛薬や睡眠薬（ベンゾジアゼピン系薬物）を多量に用いて，物質関連障害の診断基準を満たすことがある。このため臨床医は患者の身体化症状にも十分な注意を払い，適切な薬物の使用方法を遵守するよう患者に説明する必要がある。

　初診時，パニック障害が前面に出ている患者において，治療経過をみていると，解離性症状を伴っていることが明らかになることは，臨床的にたびたび認められる。その他の併存症がなければ，パニック障害患者にみられる解離性症状は，パニック発作の改善とともに消失することが多いと思われる。パニック障害患者では，BPDやPTSDを併存する患者とは異なり，解離性症状と虐待との関連性は示されていない。

## D. 解離性同一性障害（DID）の併存症

　解離性同一性障害（以下，DIDと略す）については，その他の解離性障害に比べて，さまざまな角度から多くの報告がある。主な併存症として，うつ病性障害，物質使用障害が多いことが示されている[2, 11]。性的障害，摂食障害[17]，身体表現性障害[16]，睡眠障害[11]なども併存するようであるが，その頻度は前述したものに比べると少ないと考えられている。

　解離性同一性障害の患者は，衝動性が高く，たびたび自傷行為や，対人関係上の問題（他者に対する理想化と脱価値化）を伴う[18]。そのため解離性同一性

障害の3分の1の患者は，BPDの診断基準にも合致すると言われている。そのようなBPDが併存するDID患者では，重症なうつ状態を示す[8]。逆に，多くのBPD患者が解離症状を伴うこともいくつかの研究によって示されている。なかでも身体的虐待と性的虐待の病歴を報告するBPD患者において解離症状を伴うことが多く，DIDとBPDの併存診断がなされると，DID単独群よりも外傷歴，解離の二次症状，シュナイダーの一級症状などが顕著であったという報告がある[12]。また，最も複雑な病態のDID患者では，PTSDが併存することもまれではない。このような患者の治療が困難であることはいうまでもないが，EllasonらはDID患者の2年後の予後について，人格統合，その他の解離症状，併存症などの点から比較的良好な結果であったことを報告している[5]。ただし，この報告に対しては研究方法に基づく批判がいくつかあり，追試が待たれるところであろう。

自殺はすべての精神障害に起こりうる最も重い併存症であるが，DIDの患者群は，おそらく精神障害の中で最も高い自殺企図率を示すと考えられ，Rossらは72％のDID患者に自殺企図歴があったと述べている[13]。加えて，FetkewiczらはDIDの診断がなされて，治療において記憶の回復を促進させようとするときに自殺企図が増加することを報告しており[6]，治療スタッフはDID患者の治療にかなりの覚悟と労力を要するものであろう。

# まとめ

実際の臨床で解離性障害がBPDやPTSDに合併した場合には，解離性障害の症状は，BPDやPTSDの顕著な疾患の症状の背景に隠れてしまうことが多い。しかし，BPDやPTSDにおける解離症状は，虐待との関連，成人になってからの心的外傷などと関連していることなど，示唆するものは大きく，治療方針に大きな影響を与える。今日の操作的診断に基づいて臨床を行っていく際には，併存症に十分な注意を払いながら治療方針を立案していくことが必須であろう。

## 文 献

1) American Psychiatric Association : Practice guidelines for the treatment of psychiatric disorders compendium 2004, Practice guidelines for the treatment of patients with borderline personality disorder. 745-833. American Psychiatric Association, Virginia, 2004.
2) Brodsky BS, Cloitre M, Dulit RA: Relationship of dissociation to self-mutilation and childfood abuse in borderline personality disorder. Am J Psychiatry 152 : 1788-1792, 1995.
3) Cheng, ATA, Cheng THH, Cheng C: Psychosocial and psychiatric risk factors for suicide. British Journal of Psychiatry 177 : 360-365, 2000.
4) 張 賢徳, 竹内龍雄, 林竜介ら：自殺の最終段階についての研究：「解離」仮説の提唱と検証, 脳と精神の医学 10 : 279-288, 1999.
5) Ellason JW, Ross CA : Two-year follow-up of inpatients with dissociative identity disorder. Am J Psychiatry 154 : 832-839, 1997.
6) Fetkewictz J, Sharma V, Mershey H : A note on suicidal deterioration with recovered memory treatment. J Affcet Disord 58 : 155-159, 2000.
7) Maldonad JR, Spiegel D : Dissociative disorders. : Textbook of clinical psychiatry 4th ed, Hales RE, Yudofsky SC ed. 709-742, American psychiatric publishing, Washington, DC, 2003.
8) Horevitz RP, Braun BG : Are multiple personalities borderline? Psychiatr Clin North America 7 : 69-87, 1984.
9) 中安信夫：解離症の症候学—精神危急時における＜葛藤主体の隠蔽＞の諸相—, 精神医学レビュー, 編：解離性障害, 22-31.
10) Modestin J, Ebner G, Junghan M, et al. : Dissociative experiences and dissociative disorders in acute psychiatric inpatients. Compre Psychiatry 37 : 355-361, 1996.
11) Putnum FW, Guroff JJ, Silberman EK, et al. : The clinical phenomenology of multiple personality disorder : review of 100 recent cases. J Clin Psychiatry 47 : 285-293, 1986.
12) Ross CA : Dissociative identity disorder : diagnosis, clinical feature, and treatment of multiple personality, 2nd edition. Wily, New York, 1997.
13) Ross CA Clinical Features in Multiple Personality Disorder. New York, John Wiley, Sons, 1989.

14) Saxe GN, Chinman G, Berkowitz R, et al.：Somatization in patients with dissociative disorders. Am J Psychiatry 151：1329-1334, 1994.
15) Saxe GN, van der Kolk BA, Berkowitz R et al.：Dissociative Disorders in Psychiatric Inpatients. Am J Psychiatry 150：1037-1042, 1993.
16) Spitzer C, Spelsberg B, Grabe HJ, et al.：Dissociative experiences and psychopathology in conversion disorders. J Psychosom Res 46：291-294, 1999.
17) van der Kolk BA, Hosteler A, Herron N, et al.：Trauma and the development of borderline personality disorder. Psychiatr Clin North Am 17：715-730, 1994.
18) Zweig-Frank H, Paris J, Guzder J：Psychological risk factors for dissociation and self-mutilation in female patients with borderline personality disorder. Can J Psychiatry 39：259-264, 1994.

(藤内栄太)

# XIV. 終わりにあたって

## A. 解離の定義 ─ DSM の批判的活用 ─

　DSM や ICD では，解離の基本的特徴は，「意識，記憶，同一性，あるいは環境についての知覚といった，通常統合されている機能の破綻」と定義され，成因論や精神病理学的な考え方から解き放たれ,操作的診断分類となっている。DSM 診断基準については，転換性障害をどこに位置づけるのか，離人性障害は解離性障害に位置づけてよいのかという問題が残っているし,臨床家からは，診断が治療にすぐに結びつきにくいという批判もでている。しかし，DSM の記述にはすべて実証的な研究の裏づけがあることを忘れてはならない。実証的なエビデンスがでれば，それを組み入れていくという姿勢は評価されるべきであろう。一方，DSM 診断基準が操作的診断であるだけに，臨床場面における種々の評価の積み重ねが重要となってくる。DES などの評価尺度があるが，今後，心理検査を含めて，臨床評価の知見の蓄積も必要不可欠である。さらに，精神病理学的視点からの解明も不可欠といえよう。たとえば，外傷ないし侵襲により自己の統合機能が破綻したスキゾイド状態としての離人体験というフェアバーンの理解には注目する価値がある。彼は，離人症状から夢遊状態，多重人格に至るという解離現象を指摘している。

　さて，解離性障害と BPD（境界性パーソナリティ障害），NPD（自己愛性パーソナリティ障害）もしくは PTSD（外傷後ストレス障害）との併存は，治療方針に大きな影響を与えることは論じるまでもない。今日の操作的診断基準に基づいて臨床を行っていく際には，併存症に注意を払いながら，心理検査からの所見，精神病理学からの新しい知見などを組み入れて治療方針を立案していかなければならないだろう。

## B. 解離性障害は増えているのか

　この十年間に解離性障害，とくに多重人格や全生活史健忘についての症例報告や，研究論文，学会のシンポジウムが増加している。こうした傾向は本邦のみならず世界的な現象のようである。大学病院などの統計資料をみると，たしかに交代人格，全生活史健忘，遁走などが増えているという報告も多い。ただし，診断クライテリアが確立すると，その疾患が急増するといった一般的な傾向には注意しなければならないだろう。次に考慮する必要があることは，解離性障害についてはマスメディアの影響が大きいことである。ビリー・ミリガンやシビルの話題は無視できない。本人も気づかぬうちに症状選択に活用されてしまうかもしれない。さらに，境界性パーソナリティ障害との鑑別の問題がある。境界性パーソナリティ障害では，分裂（Splitting）という防衛が活性化しているために，記憶の脱失（健忘）の様相を呈するからである。その他の精神疾患との関係も論議しなければなるまい。
　一方では，解離性障害が増加しているのではなく，解離が今まで見過ごされていたにすぎないという指摘もある。いずれにしろ，臨床場面で解離を呈する患者に遭遇することが増えていることは確かである。
　病的解離は，1世紀以上にわたって論議のまとまらない問題であり，100年ほど前の論点の多くが形を変えながら現在まで持ち越されているのが現状といえよう。Freudらが100年ほど前に報告した解離や転換症状を呈する多彩なヒステリー症状は，オピストトーヌスやけいれんをのぞけば，現代でも同様の病像であることが論じられている。また，Freudが示した解離・転換ヒステリーの混合状態は，現代では中学生の世代に活発にみられることを指摘する報告もある。こうした心理社会的な変遷にともなう精神病理像の変化をしっかりと把握し，実証的なデータを収集しなければならない。現代はボーダーレスの時代といわれ，アイデンティティの確立が非常に難しい状況にあり，自分を解離状態という安全域に置くという防衛機序が働きやすいのかもしれない。

## C. 解離の生物学―病的解離のモデルを求めて―

　解離性障害はこれまでに主に精神病理学的な研究の対象とされてきたが，強迫性障害やパニック障害のような不安障害については生物学的アプローチが進んでいる。それに比較すると，解離性障害ではわずかな精神生理学的研究にとどまっている。とはいえ，近年，解離性障害は生物学的な研究アプローチの対象となり，いくつかの脳機能画像の所見が明らかとなっている。そして情動や記憶にかかわる大脳辺縁系を中心とした領域のかかわりが注目されて，いくつか解離の神経学的メカニズムの仮説も提出されてきている。今後，これらの仮説の基盤となる基礎的研究の発展が待たれる。


## D. 外傷，虐待との関連―発達の構造―

　現代の解離性障害の理解における重要な発展は，外傷（トラウマ）のつながりの探求にあるといえよう。外傷として，児童虐待が注目を浴びている。児童虐待は，解離性障害，とくに解離性同一性障害（多重人格）の発生と病因論的に関係性が議論されているが，今後の実証的な研究の積み重ねが必要である。発達的な研究が不可欠となっている。

　PTSDにおいては，解離性のさまざまな症状がみられるけれども，現在，DSM-Ⅳにおいては，解離性障害ではなく，不安障害に分類されている。PTSDの疾病学的な位置づけについては1987年のDSM-Ⅲ-Rの決定のときから激しい論議がなされ，その論議はDSM-Ⅳにも持ち越されている。PTSDにおける解離の重要性は再認識する必要があるだろう。Janetの再評価とともに解離性障害に対する論議が高まっている昨今，外傷（トラウマ）と記憶と解離の関連についての疫学的研究から精神病理学，生物学的研究に至るまでの実証性のあるデータをもとにした解析が望まれる。

最後になるが，解離性障害については，病態，診断，治療を軸として，近年の疾病分類上のあわただしい変遷に惑わされることなく，生物学もしくは疫学，発達的視点などの幅広い視点から問題の核心をとらえる努力をしていかなければならないと思われる。

(西村良二)

# 索 引

## A

アミタール面接　84

## B

Braun,B.G.　88
Briere　9
Briquet, P.　14
β遮断薬　112
物質依存　152
文化（文化的）　124
文化的　**125**
分裂（Splitting）　148, 158
バルビタール　71
バルビツール酸　110
ベンゾジアゼピン　110

## C

Charcot, J.M.　3, 14

## D

DES（解離体験尺度）　106, 157
第一次力動精神医学　13
脱感作療法　61
電気けいれん療法ECT　71, 112
ダニエル・キイス　53

## E

Ellenberger　13
EMDR（Eye Movement Desensitization and Reprocessing）　112
エピソード記憶　22

## F

Fairbairn,R.　**88**
Freud　2, 16, 158
フラッシュバック　61

## G

外傷後ストレス障害　8, 57
虐待　25, 151
人類学　124

## H

Haug　88
Hilgard　5
憑依　**121**, 135
憑依トランス　123
祓霊　126
併存症（Comorbidity）　147
ヒステリー　3, 13, **16**, **121**

## I

ICD-10　17
意識の視野　3
意識の分割　4
偽りの記憶　53

## J

Janet　3, 8, 15, 159
自殺　85, 151
児童虐待　8, 159
児童思春期　129, 137
自動発生的夢遊病　18
自由連想　84
徐反応　60

## K

Krishaber　89
解離　5, 13
解離ヒステリー　6
解離性健忘　**79**, 135
解離性障害　13, 129, 137
解離性同一性障害　27, **97**, 159
解離性遁走　66, 68, **75**, 135
解離体験尺度（Dissociaitive Experience Scale：DES）　132
記憶の回復　153
記憶障害　**83**
急性ストレス反応　57
境界性パーソナリティ障害（BPD）　147
狐憑き　123
祈祷　**126**
健忘　**79**
抗うつ薬　110
抗けいれん薬　111

抗精神病薬　111
交代人格　104
交流（rapport）　14, **16**
カタルシス　60
カタレプシー　18

## M

Mesmer F.A.　14
民俗　124
無意識の発見　13
マッピング　**109**, 113

## N

内的欲動説　16
24人のビリーミリガン　53

## O

岡野　2

## P

PTSD　25
Pységur, J.　14

## R

離人症　**87**
離人症性障害　**87**
離人神経症　87

## S

Schilder **87**
SSRI **61**
催眠　71, 101, **110**, **121**
催眠感受性　**21**
催眠面接　**84**
詐病　**83**
嗜眠状態　**18**
宗教的　**125**
心因性健忘　**65**
信仰　**124**
身体化障害　**152**
心的外傷　**25**
心理学的剖検研究　**151**
心理的（自殺）　**85**
心理的自動症　**3**
精神分析　**4**
性的虐待　**52**
精霊信仰　**126**
喪失　**151**
シャーマニズム　**126**
シュナイダーの一級症状　**153**

## T

トーキングスルー　**109**, 113
トランス　**121**, 135

体外離脱体験　**57**
多重人格　**18**
多重人格障害　**53**, **97**
治療遵守　**148**
憑きもの　**126**
手がかり　**82**
手続き記憶　**22**
転換ヒステリー　**6**
取引（バーゲニング）　**124**

## U

麗しき無関心　**71**

## V

van der Kolk　**60**

## Y

薬物面接　**72**
抑圧　**5**
蘇った記憶　**53**

## Z

頭痛　**152**
全生活史健忘　27, 66, 68, **69**, **79**, 158

**編著者紹介**

## 西村 良二（にしむら りょうじ）

【学歴・職歴】
- 1949年　福岡県に生まれる
- 1975年　九州大学医学部　　　　　　　卒業
- 1975年　福岡大学医学部精神医学教室　入局
- 1989年　広島大学総合科学部　　　　　助教授
- 1995年　広島大学医学部保健学科　　　教授
- 1999年　福岡大学医学部精神医学教室　教授

【学会および社会活動】
- 日本精神神経学会　　　　理事
- 日本児童青年精神医学会　理事
- 日本社会精神医学会　　　理事
- 日本総合病院精神医学会　評議員

【専攻】　臨床精神医学・精神分析学・児童思春期精神医学

【主要著訳書】
- 医療・看護・メンタルヘルスの心理学（ナカニシヤ出版）
- 心理面接のすすめ方（ナカニシヤ出版）
- よくわかる精神医学1　精神病編（ナカニシヤ出版）
- よくわかる医療系の心理学Ⅰ（ナカニシヤ出版）

© 2006

第3刷　2014年 7月20日
第2刷　2009年 7月15日
第1版発行　2006年10月13日

新現代精神医学文庫
# 解離性障害

（定価はカバーに表示してあります）

監　修　　樋　口　輝　彦
編　著　　西　村　良　二

発行者　　　　　　服　部　秀　夫
発行所　株式会社　新興医学出版社
〒113-0033　東京都文京区本郷6丁目26番8号
電話 03（3816）2853　　FAX 03（3816）2895

検印省略

印刷　株式会社 藤美社　　ISBN978-4-88002-487-5　　郵便振替　00120-8-191625

・本書の複製権・上映権・譲渡権・公衆送信権（送信可能化権を含む）は株式会社新興医学出版社が保有します。
・JCOPY〈(社)出版者著作権管理機構 委託出版物〉
本書の無断複写は著作権法上での例外を除き禁じられています。複写される場合は、そのつど事前に(社)出版者著作権管理機構（電話 03-3513-6969、FAX 03-3513-6979、e-mail : info@jcopy.or.jp）の許諾を得てください。